挺直脊柱，笑对人生

脊柱畸形诊疗与康复

主编 李 明 白玉树

副主编 郑召民 杨立利 翟 骁 周潇逸

上海科学技术出版社

图书在版编目（CIP）数据

挺直脊柱，笑对人生：脊柱畸形诊疗与康复 / 李明，
白玉树主编. -- 上海：上海科学技术出版社，2022.4（2025.1重印）
ISBN 978-7-5478-5632-1

Ⅰ. ①挺… Ⅱ. ①李… ②白… Ⅲ. ①脊柱畸形－诊
疗②脊柱畸形－康复 Ⅳ. ①R682.3

中国版本图书馆CIP数据核字(2022)第015859号

挺直脊柱，笑对人生：脊柱畸形诊疗与康复

主　编　李　明　白玉树
副主编　郑召民　杨立利　翟　骁　周潇逸

上海世纪出版（集团）有限公司
上海 科 学 技 术 出 版 社　出版、发行
（上海市闵行区号景路159弄A座9F-10F）
邮政编码 201101　www.sstp.cn
上海新华印刷有限公司印刷
开本 787×1092　1/16　印张 11.25
字数：150千字
2022年4月第1版　2025年1月第2次印刷
ISBN 978-7-5478-5632-1/R·2458
定价：58.00元

内容提要

　　脊柱畸形是好发于青少年、严重危害青少年身心健康的复杂疾病。本书以生动通俗的科普语言和图文并茂的问答形式，对脊柱畸形的概念、保守治疗、手术治疗及术后康复等方面的常见问题做了深入浅出的讲解。同时，介绍了现代脊柱畸形诊疗的最新理念和技术，如机器人、导航、神经电生理、微创等，对读者更具指导意义。此外，邀请了20位长期随访的脊柱畸形患者，回顾脊柱畸形诊疗过程中的点点滴滴，通过希望日记的形式给更多脊柱畸形患者以生活的阳光和勇气。

　　这是一本不可多得的剖析脊柱畸形的科普读物，不仅适合广大脊柱畸形患者及其家属阅读，也可以供一般医护人员在临床工作中学习和参考。

编写名单

主　编　李　明　白玉树

主　审　邱贵兴　张英泽　王　岩　邱　勇

副主编　郑召民　杨立利　翟　骁　周潇逸

主编助理　李　博　陈　锴　赵　检　杨依林

特邀编委
（按姓氏笔画排序）

王达义	毛宁方	石志才	白玉树	吕开阳
朱　锋	朱泽章	朱晓东	刘　洋	孙武权
李　明	李建华	杨　操	杨长伟	杨立利
何大为	谷晓川	张国友	张秋林	陈　凯
陈自强	易红蕾	罗贝尔	周许辉	周潇逸
郑召民	房　敏	赵永飞	赵建华	栗景峰
路　博	翟　骁	魏显招		

编　委
（按姓氏笔画排序）

凡　君	王　恒	王文涛	王梦真	王皓珏
牛升波	文　岑	白锦毅	刘　晨	李　欢
李　博	李小龙	李雄飞	杨　武	杨　桓
杨明园	杨依林	杨宗德	杨皓妍	吴卉乔
吴浩然	邱松楠	张　毅	张子程	张瑞星
陈　锴	陈绍丰	邵　杰	林秋水	周田俊克
郑可心	赵　检	胡　文	侯藏龙	贾　齐
韩　禹	程亚军	焦　坤		

—— 李 明 ——

医学博士，主任医师，教授，博士研究生导师。海军军医大学第一附属医院（上海长海医院）骨科主任，中国人民解放军脊柱外科中心主任，海军军医大学－新加坡国立大学脊柱畸形联合研究中心主任。享受国务院政府特殊津贴及军队优秀专业技术人才岗位津贴，荣获中华人民共和国成立70周年纪念奖章。任全军骨科专业委员会副主任委员，全军骨科专业委员会青年委员会主任委员，全国医师定期考核骨科专业编辑委员会主任委员，国际脊柱侧凸研究学会（SRS）常务理事，国际脊柱功能重建委员会中国分会副主任委员，中国医师协会骨科医师分会常委，中华医学会第十届骨科学分会常委，上海市医师协会骨科医师分会副会长，上海市医学会骨科专业委员会副主任委员。

先后被授予上海市优秀学科带头人、上海市医学领军人才、上海市科技启明星、上海市新长征突击手、上海市卫生系统先进工作者、解放军总后科技新星和科技银星等荣誉称号。荣获上海市政府记大功1次，解放军二等功1次、三等功2次，上海市第七届银蛇奖一等奖。获得国家自然科学基金9项，全军医学科技基金3项，上海市重大项目等基金10项。荣获国家科学技术进步奖二等奖、中华医学科技奖一等奖、教育部科学技术进步奖一等奖、上海市科技进步奖一等奖、国家科学技术进步奖三等奖、上海市医学科技奖一等奖、军队科技进步奖二等奖和三等奖、中华医学科技奖三等奖等。

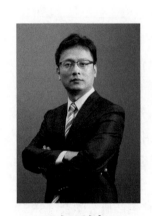

——白玉树——

医学博士，副主任医师，副教授，硕士研究生导师。海军军医大学第一附属医院（上海长海医院）脊柱外科主任。历任中华医学会骨科分会青年委员、中国医师协会骨科分会青年委员、上海医学会骨科分会青年委员会副组长、上海医师协会脊柱学组委员、全军骨科协会青年委员会副主任委员、全军骨科协会脊柱外科学组委员、上海市中西医结合学会脊柱专业委员会委员兼秘书长、上海市中西医结合学会脊柱专业委员会脊柱畸形学组组长、上海市社会医疗机构骨科专委会秘书长、北美脊柱外科协会会员、亚太骨科协会会员、海军军医大学－新加坡国立大学脊柱畸形联合研究中心秘书。

先后获批公派赴美国斯坦福大学医学中心脊柱外科及新加坡国立大学脊柱中心交流。目前年均开展脊柱外科手术 500 余台，已参加并完成脊柱外科手术 6 000 余台。对退变性脊柱疾病、脊柱畸形矫正、精准脊柱外科手术技术、避免脊柱手术神经损伤并发症、脊柱手术导航等方面具有深入研究。荣获国家科学技术进步奖二等奖、教育部科学技术进步奖一等奖、上海市医学科技奖一等奖、上海中西医结合科学技术奖三等奖、上海中西医结合优秀青年人才奖。先后被授予长海医院十佳主诊医师、十佳优秀医师、首批优秀青年人才、十佳创新之星，第二军医大学爱军精武标兵、校 A 级优秀教员。荣获解放军个人三等功、上海世博卫士奖章等荣誉。荣获中华人民共和国成立 70 周年纪念奖章。

脊柱侧凸是一种较为常见的复杂三维脊柱畸形，我国报道的发病率为 1%～2.6%。脊柱侧凸好发于青少年，我国约有青少年人口 4 亿，其中不乏大量病情严重且复杂的脊柱侧凸患者。该病不仅导致患者的外观畸形，还可引起心肺功能障碍，甚至造成瘫痪及死亡，严重危害青少年的身心健康。青少年是民族的未来，是国家的希望，关注青少年脊柱健康是每一名骨科医务工作者应肩负起的重要社会责任。同时，随着社会老年人群数量的快速增长，越来越多的退变性脊柱侧凸患者就诊于骨科门诊，提高这类人群及其家属对疾病的知晓率，努力做到早发现、早诊断、早治疗，直接关系到老年人的晚年生活质量。

脊柱侧凸的诊治一直是一个世界性的医学难题。在骨科业内，脊柱侧凸的矫形手术由于高难度和高风险，一直被称为骨科的"皇冠手术"。上海长海医院骨科自 20 世纪 60 年代中期开始，在刘植珊教授、李光业教授等老一辈专家的带领下就已开展脊柱畸形的手术治疗，治愈了大量来自全国各地的脊柱畸形患者。20 世纪 90 年代起，上海长海医院骨科在积累丰富治疗经验的同时进行了大量理论和技术革新，并在 2008 年携手新加坡国立大学成立"海军军医大学 – 新加坡国立大学脊柱畸形联合研究中心"，中心成立后双方就手术技术、科研课题、人员互访等方面展开了广泛合作。

我们在国内外该领域诸多学者的研究基础上，结合本院的诊治经验，组织编写了《挺直脊柱，笑对人生：脊柱畸形诊疗与康复》，从临床实践角度总结归纳了 120 个常见而又容易被错误处理的问题和注意事项，并给予专业释疑。另外，我们还邀请了 20 位经上海长海医院治愈，现仍在长期随访的脊柱侧凸患者，他们回顾了脊柱侧凸诊疗过程中的点点滴滴，通过希望日记的形式给更多脊柱畸形患者以生活的阳光和勇气。

上海长海医院骨科有着 20 多年脊柱畸形诊疗的实践与经验，在这 20 年里，我们看过数以万计形形色色被脊柱畸形折磨的孩子和老人。当父母带着扭曲身体又惊恐害怕的孩子走进我们的诊室，当子女陪着老人佝偻着背、跛着步子住进医院的病房，我们的目标只有一个——让他们能够"挺直脊柱，笑对人生"。他们的信任与期待，也正是我们继续从事脊柱畸形相关工作的源泉和动力。同时我们也希望能够通过科普宣教的形式，让更多人了解脊柱畸形的巨大危害，让更多人在早期就能够针对自身的情况及时就医，以免病情加重而延误治疗，这也是我们写这本书的初衷与初心。

最后，衷心感谢所有参与此书编撰并为此书的顺利出版付出大量时间和精力的专家。我们由衷地希望，此书能够对脊柱侧凸患者及其家庭有所帮助。本书在编纂过程中难免有不当之处，敬请各位读者和同道批评指正。

编者

2022 年 1 月

目 录

脊柱侧凸常见问题释疑

1

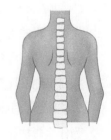

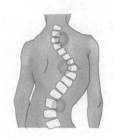

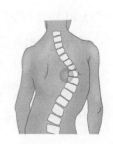

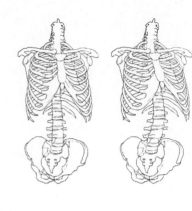

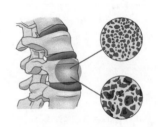

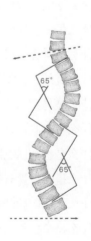

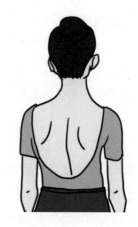

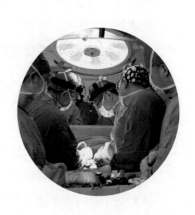

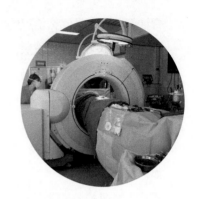

挺直脊柱，笑对人生
脊柱畸形诊疗与康复

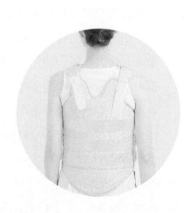

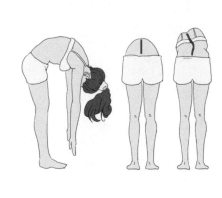

希望日记

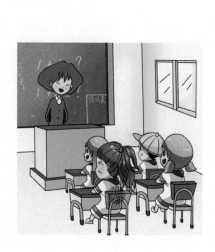

脊柱畸形病例集锦

挺直脊柱，笑对人生
脊柱畸形诊疗与康复

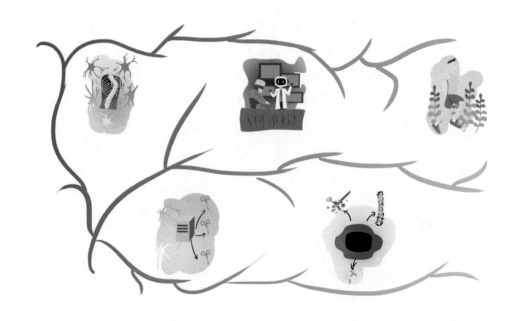

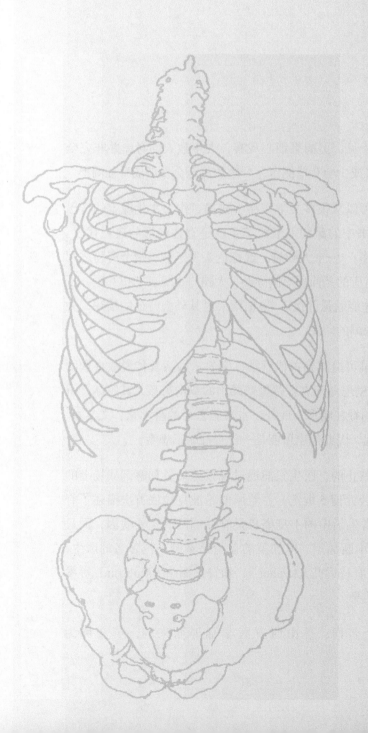

[脊柱侧凸常见问题释疑]

脊柱侧凸的基本常识

❶ 什么是脊柱侧凸？

很多人觉得脊柱畸形十分少见，但如果细心观察，大多数人的身体并非完全左右对称，脊柱也是一样，或多或少会有些侧弯，严重的甚至会发展成脊柱畸形。

我们对于脊柱侧凸的认识可以从很多文学作品中获得。作为文化瑰宝的《巴黎圣母院》大家都耳熟能详，书中的敲钟人卡西莫多就是脊柱畸形的典型代表。维克多·雨果这样描写卡西莫多："一个大脑袋，红棕色头发竖起；两个肩膀之间耸着一个偌大的驼背，与其相对应的是前面鸡胸隆凸；大腿与小腿，七扭八歪，不成个架势，两腿之间只有膝盖才能勉强并拢。"根据雨果对其外貌特征的描述，大家对于脊柱畸形肯定有了更为深刻的印象。

回顾脊柱畸形的历史，最早可追溯到古代哲学、宗教、神话及传说故事和图像。公元前 1600 年，希腊圣托里尼岛阿克罗蒂里壁画中的拳击男孩，其躯体严重异常，这可能是第一例有记载的脊柱畸形。此外，古希腊著名的哲学家、文学家、寓言家伊索，他的画像背部隆起，因此他也可能是一位脊柱畸形患者。

古希腊时期人体解剖是被禁止的，医生只能通过观察运动员和解剖战场上的尸体或动物来获得相应知识。公元前 5 世纪，古希腊的希波克拉底首次描述了脊柱侧凸（scoliosis），他认为日常生活中的不良姿势是脊柱侧凸的主要病因，而且脊柱侧凸通常会在骨骼生长期不断加重。佩加蒙的盖伦是希腊一位著名的医生，首次应用脊柱前凸（lordosis）、脊柱后凸（kyphosis）和脊柱侧凸（scoliosis）等术语，形成目前脊柱畸形术语的前身。

因此，"脊柱侧凸"这个名词，是由西方医学翻译而来的，英文称为

"scoliosis"，而"scoliosis"来源于希腊语"skolios"，原意是"弯曲"或"扭曲"。如果脊柱的某一节段参考身体的中线不对称，并出现明显地向侧方弯曲，就称为脊柱侧凸，又称为脊柱侧弯。

我国在公元前 1100 ～ 前 800 年的商周时期，也有史料记载人们用牵引、悬吊等方法矫正脊柱侧凸。清朝乾隆年间的宰相"刘罗锅"，可能就是脊柱侧凸患者。但是，因为缺乏解剖的基础认知和统一的名称，所以鲜有记载。

❷ **什么是脊柱侧凸的现代治疗理念**?

我们所指的脊柱侧凸（脊柱侧弯），就是脊柱向侧方弯曲。正常人从枕骨结节到骶骨棘的所有棘突呈一条直线，如若脊柱向左或右偏离此中轴线，可表现为不同程度的脊柱侧凸，从正面看呈 C 形或 S 形。而脊柱侧凸的形成是脊柱在矢状面、冠状面和轴状面随时间发生的复杂动态进展，因而我们也称之为"四维"畸形。

国际脊柱侧凸研究学会（Scoliosis Research Society，SRS）是一个创立于 1966年的国际性学术组织，如今已经成为国际脊柱外科领域最重要的学术组织之一。目前 SRS 会员包括了全世界超过 1 000 名脊柱畸形领域的杰出医生和医学研究人员，在专业领域内为提高脊柱畸形患者的诊疗水平作出了巨大的贡献。上海长海医院骨科李明教授是 SRS 中国大陆地区首批高级会员，2016 年被评选为 SRS 最具影响力的中国代表。

SRS 规定：应用 Cobb 法，测量站立正位 X 线像的脊柱侧方弯曲度，如 Cobb角 >10° 即可诊断为脊柱侧凸。

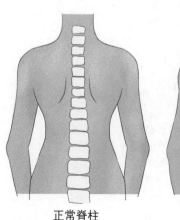 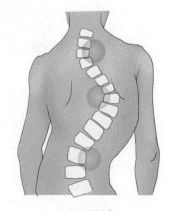

正常脊柱　　　　　　　　　C 形侧弯　　　　　　　　　S 形侧弯

❸ 脊柱侧凸是常见病吗?

脊柱侧凸按年龄阶段划分,一般以 18 周岁为界限,可分为青少年脊柱侧凸和成人脊柱侧凸。

(1) 青少年脊柱侧凸

脊柱侧凸在青少年中的患病率为 2% ～ 3%,而青少年特发性脊柱侧凸占整个脊柱侧凸的 80%。3% 的患病率需引起高度重视,意味着随机抽取 100 名青少年,就可能存在 3 名脊柱侧凸患者。然而,随着筛查和干预手段的不断提升,脊柱侧凸的检出率也在逐步提高。

(2) 成人脊柱侧凸

与青少年脊柱侧凸相比,成人的脊柱侧凸发病率则高很多。尤其是随着年龄增长,由于骨质疏松加重等原因引起的退变性病变,使得脊柱侧凸的患病率可达到 2% ～ 32%,已引起世界范围的广泛关注。

国外有医生对社区 60 位中老年志愿者进行了长达 12 年的随访,刚开始研究时,这些志愿者没有脊柱侧凸,但在 12 年后,22 名出现脊柱侧凸,发病率为 37%。另外一项研究表明,一组平均年龄 70 岁的志愿者,其中 68% Cobb 角 >10°,表明他们存在脊柱侧凸。国内也有研究分析了 1 000 例因为腰痛、腿痛和跛行就诊的患者,测量 Cobb 角度后发现,脊柱侧凸患病率为 13.6%,其中男性为 12.5%,女性为 15.2%;平均患病年龄为 64.4 岁,91.9% 的患者年龄大于 60 岁。因

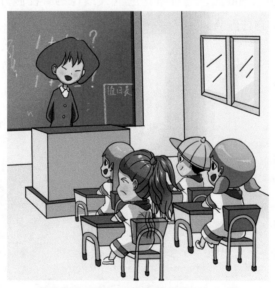

脊柱侧凸在青少年中患病率为 2% ～ 3%

此，成人退变性脊柱侧凸患病率随年龄增大而增加，尤其是 60 岁以上的老人，要做到积极检查，尽早干预和治疗，以减轻痛苦。

(3) 脊柱侧凸是常见病

2018 年 10 月，一场盛大的婚礼在英国举办，英国王室维多利亚·尤金妮亚公主（Princess Eugenie）大婚。细心的人们发现，尤金妮亚公主并没有佩戴洁白的头纱，而是选择了后背深 V 领设计的婚纱，大方展现出背部一条长长的瘢痕。英国王室公主为什么会选择在大婚之日露出瘢痕？公主说这条瘢痕的由来，或许要追溯到 12 岁那年，她因脊柱侧凸进行了手术治疗，从而矫正了脊柱畸形。术后背部留下了一条瘢痕印记。尤金妮亚公主之后又筹款重建了一家儿童医院，希望可以照看更多的孩子。这次婚礼她特地选择露背款式的婚纱且不戴头纱，就是要将这条瘢痕向全世界展现。

公主说，美丽的定义是可以改变的，站起来向人们展示伤疤就是其中一个特别的方法。不仅要追求身体的健康美丽，还要追求心灵的真善美。她希望通过展现自身的瘢痕来鼓励患同样疾病的年轻人，同时也为了感谢当年为她做矫形手术的医护人员。

❹ 脊柱侧凸有哪些类型？

脊柱侧凸的病因多种多样，类型主要包括以下几种。

(1) 先天性脊柱侧凸

出生即发病，由于出生前的脊椎结构发育不全，先天性半椎体、楔形椎体、椎弓部分及其附属结构发育不完善，都会导致脊柱侧凸。另一情况是本人脊柱没有畸形，患者也没有出现其他疾病，但家系中兄弟姐妹数人或其父母出现此类现象，即存在明显家族史。该类型脊柱侧凸出现较早，易于进展。因此一旦发现患有先天性脊柱侧凸，应当尽早干预，早期行手术治疗，切除先天性的半椎体畸形，避免严重脊柱侧凸的发生和发展。

(2) 后天性脊柱侧凸

• 姿态型脊柱侧凸：一种由某种不正确姿势引起的暂时性侧弯，一般在学龄期易发现。这类畸形的病情并不算严重，患者可以采用平卧休息或进行单杠悬吊训练，畸形则会伴随身体生长发育而自行消失。

• 神经肌肉型脊柱侧凸：由于脊髓灰质炎、神经纤维瘤病、脊髓空洞症、大脑性瘫痪（以下简称"脑瘫"）等神经方面疾病使肌力不均衡所致。患者发病愈年轻，脊柱侧凸的畸形也愈严重。

• 胸部病理型脊柱侧凸：幼年时期患者因为患有化脓性或结核性胸膜炎，患侧的胸膜过度增厚导致一定程度挛缩。或者部分患者在儿童时期进行了胸廓成形术，扰乱脊椎处于发育期间的平衡，都可能引起脊柱侧凸的病症。

• 营养不良型脊柱侧凸：因维生素 D 缺乏引起佝偻病的小儿也会出现一定程度脊柱侧凸。多方面因素引起两侧下肢肌肉不均衡、骨骼不等长，进而导致脊柱侧凸的出现。骨折脱位或脊柱结核等结构性病变也会引起脊柱侧凸。

(3) 特发性脊柱侧凸

生长发育期间特发性脊柱侧凸占 75% ~ 80%，且病因不明。是一种原发于骨骺线闭合前期的脊柱畸形，并且会严重危害身心健康，称为青少年特发性脊柱侧凸（AIS）。该病如果不积极治疗或治疗不当，影响的不仅是患儿的体型和外观，患儿的心肺功能也会发生异常，脊柱出现过早退变、明显疼痛、躯干整体不平衡等症状。畸形极度严重的患儿，早期还会出现心肺功能衰竭，会大大增加死亡的可能。

目前的研究对其发病原因及机制尚不清楚。国外研究认为该病可能具有一定遗传性，由显性遗传或多基因遗传引起。

(4) 退变性脊柱侧凸

由于骨质疏松、椎间盘部位及双侧脊椎间小关节等严重退变，引发非对称性脊椎间隙内陷、椎体的旋转性半脱位，或在冠状面上侧方滑移形成的侧凸（Cobb 角＞10°），在矢状面上表现为腰椎前凸消失及节段性后凸。诊断时需除外脊柱器质性病变因素，如创伤、肿瘤、感染、骨病及原有侧凸进行性发展。退变性脊柱侧凸常导致顽固的腰背痛和下肢神经根症状，严重影响老年人的生活质量。

此外，脊柱侧凸的分类还包括由于多种其他疾病（如间质形成障碍、风湿性疾病、外伤、脊柱骨感染、代谢性疾病、腰骶部异常、脊柱肿瘤、双下肢不等长、髋挛缩等）引起的脊柱侧凸。其他可能影响脊柱侧凸发生和进展的因素包括：激素异常、生长发育不对称、结缔组织发育异常、神经－平衡系统功能障碍、神经－内分泌系统异常等。

❺ 什么是脊柱侧凸 Lenke 分型？

青少年特发性脊柱侧凸 Lenke 分型是 21 世纪脊柱侧凸诊疗最重要的进展

之一。

1983 年 King 教授等依据侧凸的部位、顶椎、侧弯严重程度、柔韧度和代偿弯曲等将脊柱侧凸归纳为五类，即 King 分型。这一分型标准沿用了近 20 年，可以指导脊柱侧凸矫形节段的选择，被誉为业内的"金标准"。但是，King 分型只考虑了冠状面的畸形，没有考虑矢状面和轴状面的畸形，因此用于三维矫形时，随着随访时间增加，有关 King 分型的争论也逐渐增多。尤其是随着骨科器械的研发，椎弓根螺钉广泛应用于脊柱手术，可以进行三维矫形，取代了以前的钉钩混合系统，所以 King 分型逐渐不再适用。

2001 年由美国 Lenke 医生主持的多中心研究小组，对青少年特发性脊柱侧凸提出了一个新的综合分型系统，就是现在赫赫有名的 Lenke 分型。Lenke 分型系统

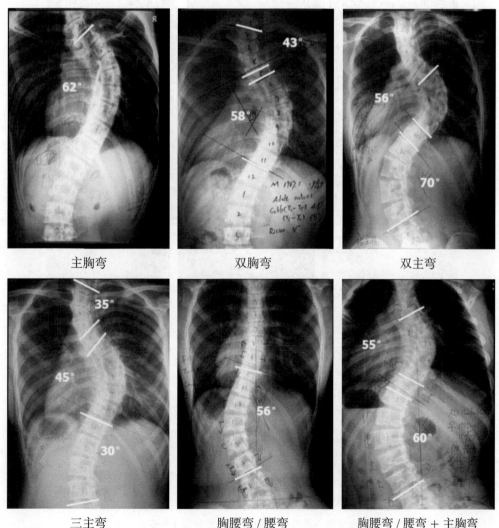

主胸弯　　　　　　　　双胸弯　　　　　　　　双主弯

三主弯　　　　　　胸腰弯 / 腰弯　　　　胸腰弯 / 腰弯 + 主胸弯

可以帮助医生确定内固定的节段和融合的范围，该分型是通过分析脊柱全长正侧位 X 线片和左右侧屈位 X 线片所得出的。Lenke 分型包括侧凸类型（1～6）、腰弯修正型（A、B、C）和矢状面胸弯修正型（-、N、+）。首先，依照 SRS 的定义，在冠状面以顶点的位置命名侧凸类型：胸弯为顶点位于 T2 椎体到 T11/T12 椎间盘；胸腰弯为顶点位于 T12 椎体上缘到 L1 椎体下缘；腰弯为顶点位于 L1/L2 椎间盘到 L4 椎体下缘。其次，明确结构性弯曲的位置，如果是结构性近端胸弯，则近胸弯 Cobb 角 ≥ 25°，或者近胸段 T2 ～ T5 后凸 ≥ 20°；如果是结构性主胸弯和结构性胸腰弯 / 腰弯，则侧方弯曲角度 Cobb 角 ≥ 25°，或胸腰段 T10 ～ L2 后凸 ≥ 20°。

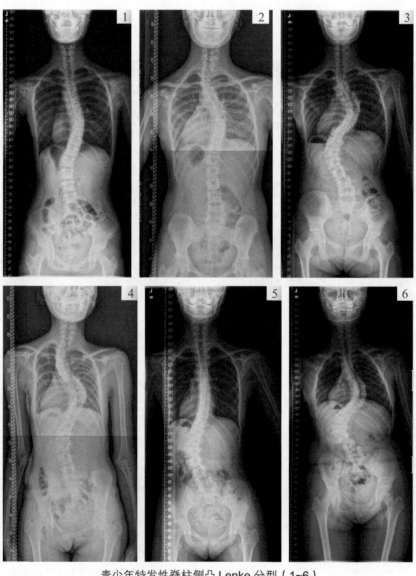

青少年特发性脊柱侧凸 Lenke 分型（1~6）

Lenke 根据主要侧弯的识别和次要侧弯的结构性特征确定脊柱侧凸类型。

- 1 型：主胸弯，胸弯是主要侧弯，近段胸弯和胸腰弯／腰弯是非结构性次要侧弯。

- 2 型：双胸弯，胸弯是主要侧弯，近段胸弯是结构性次要侧弯，胸腰弯／腰弯是非结构性次要侧弯。

- 3 型：双主弯，胸弯和胸腰弯／腰弯是结构性侧弯，胸弯角度大于胸腰弯／腰弯，近段胸弯是非结构性侧弯。

- 4 型：三主弯，近段胸弯、胸弯和胸腰弯／腰弯均为结构性侧弯，胸弯和胸腰弯／腰弯均可能是主要侧弯。

- 5 型：胸腰弯／腰弯是结构性主要侧弯，近段胸弯和胸弯均是非结构性侧弯。

- 6 型：胸腰弯／腰弯－主胸弯、胸腰胸／腰椎弯是主要侧弯，其角度至少比胸弯大 5°，胸弯是结构性次要侧弯，近段胸弯是非结构性侧弯。

根据骶骨中线（CSVL）与腰弯的位置关系，将腰弯进一步分为 A、B、C 这 3 种修正型。

- A 型：CSVL 在腰椎两侧椎弓根之间通过直到稳定椎。

- B 型：CSVL 位于腰椎凹侧椎弓根外侧界至腰椎椎体或椎间盘外缘之间。

- C 型：CSVL 位于腰椎椎体或椎间盘外缘以外。

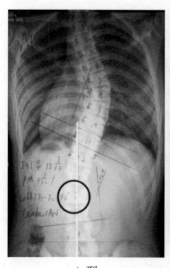 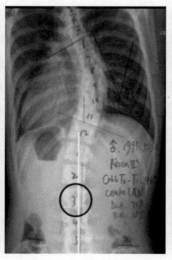 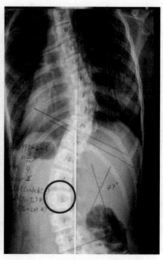

A 型   B 型   C 型

如对 CSVL 是否接触椎体或椎间盘外缘存在疑问，则判定为 B 型。

根据矢状面胸椎（T5 ～ T12）后凸的特点确定了 3 种胸弯修正型。角度小于 10° 为负型（-）；10° ～ 40° 为正常型（N）；大于 40° 为正型（+）。

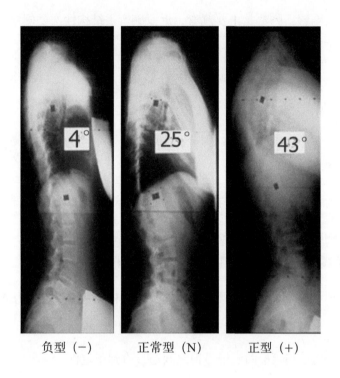

负型（-）　　　　正常型（N）　　　　正型（+）

❻ 什么是先天性脊柱侧凸？

单纯从定义上讲，先天性脊柱侧凸（CS）是由椎体发育障碍造成的。通常认为发生在胚胎发育早期（怀孕 5 ～ 7 周的体节形成时期），该时期也是脏器形成的关键时期。因此，这类脊柱侧凸往往伴有内脏和其他骨骼肌肉系统的发育异常，如听觉器官和肌肉发育的异常、肾脏和肾小管发育异常、先天性心脏病、女性生殖系统异常，以及肋骨和四肢骨骼的发育异常等。胎儿超声检查可以发现一部分脊柱畸形，但是绝大多数畸形是在出生后头两年的快速生长期或青少年加速生长期发展后被发现。该病不仅是对脊柱本身产生结构性影响带来的系列病变，产生如脊柱功能丧失、压迫脊髓神经等症状，还会产生一定的胸廓畸形，严重影响心肺发育和身体轮廓结构。

对大多数先天畸形来说，由于后天畸形治疗困难或无法治疗，风险也加大，所以一旦发现，尽早治疗是必要的。与特发性脊柱侧凸不同，非手术治疗如支具对于先天性畸形作用非常有限，早期手术治疗是最重要的治疗手段。

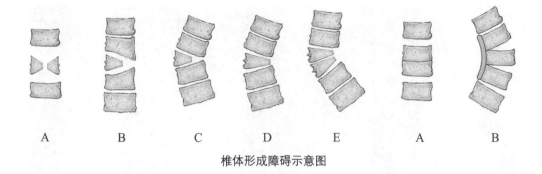

A B C D E A B

椎体形成障碍示意图

先天性脊柱侧凸是由椎体形成障碍（见上图）、椎体分节障碍，或两者共同作用而在冠状面上形成的脊柱畸形。先天性脊柱侧凸常存在于一些其他的脊柱畸形和综合征中，如枕颈畸形、寰椎枕化或寰椎发育不良、Klippel-Feil畸形、Jarcho-Levin综合征、脊胸发育障碍（STD）、脊肋发育障碍（SCD）和脊柱形成不良等。

先天性脊柱侧凸会有各式各样的表现，部分孩子一出生就可以发现有明显背部畸形或脊柱短缩，但大都是拍摄胸片时偶然发现。

当脊柱侧凸伴随椎板裂或脑脊膜膨出症状时，皮肤整体器官上会出现异常，如异常的毛发、背部出现明显包块等。多发畸形，则一般呈现为脊柱活动度显著减少、躯干缩短或整体比例失调。

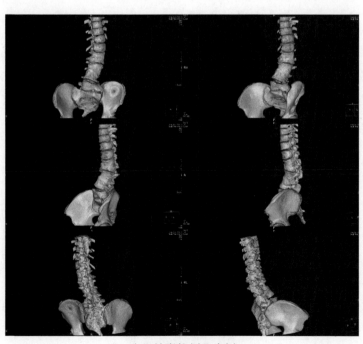

先天性脊柱侧凸病例

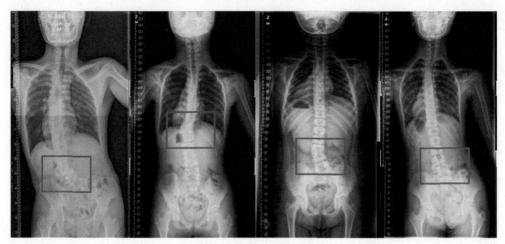

先天性脊柱侧凸病例

如果是位于颈胸段交界处的畸形，外观畸形则更为明显，如头向某一侧出现倾斜、双肩不等高、躯干整体偏移、肩胛上方包块等。

胸段先天性脊柱侧凸的表现与特发性脊柱侧凸表现不同，椎体旋转通常不明显，背部畸形也不明显。但是如果加重伴旋转，则可表现为严重的剃刀背畸形。

出现在胸腰段的半椎体可表现为整体躯干不平衡，而腰骶段半椎体则集中表现为骨盆倾斜和下肢不等长。

❼ 什么是早发性脊柱侧凸?

早发性脊柱侧凸（EOS）一般发生在 10 岁之前。EOS 可导致严重的并发症，所以这是个重要的健康问题。发生在早期的严重脊柱畸形，可能会影响整个躯干的发育潜能，最终导致躯干短小、身体失平衡及胸廓发育不良等问题，严重者可直接导致死亡。EOS 的分型、特征、诊断和治疗可参考下表。

EOS 的分型特点

EOS 分型	特征	相关诊断	治疗
先天性	脊柱（胸椎）先天异常 半椎体 分节不全	心功能、肾功能异常 骨骼肌肉异常 脊髓异常	半椎体切除 早期短节段融合
神经肌肉型	肌张力异常	脊髓性肌萎缩、脑瘫、脊柱裂 脑损伤、脊髓损伤	全身情况差，手术风险较高，需全面评估
综合征型	伴综合征	如马方综合征、Ehlers-Danlos 综合征、结缔组织疾病、神经纤维瘤病和 Prader-Willi 综合征等	每个综合征型脊柱侧凸治疗方法不同

EOS 分型	特征	相关诊断	治疗
特发性	无明确病因 • 婴幼儿型（＜3岁）：轻度侧弯，需随访 • 儿童型（4～10岁）：左侧弯为主	无	儿童较健康 可佩戴支具或手术治疗

EOS 根据年龄进行划分，包括婴幼儿型与儿童型的脊柱侧凸，由于该年龄段患儿尚处于生长发育关键期，脊柱侧凸会对患儿造成严重身心损伤。此外，早发性脊柱侧凸通常与其他合并情况有关，增加脊柱畸形治疗的复杂性。且该年龄段对于脊柱侧凸的治疗十分有限，仍是目前研究的热点与难题。

早发性脊柱侧凸的治疗需要考虑脊柱和胸腔的相关生长及其对肺部发育的影响。人在出生时，胸腔容积仅为最终容积的6%；5岁时达到30%；10岁时达到50%；10岁至骨骼发育成熟期，胸腔容积增加一倍，至此胸腔就不再生长了。同样，0～5岁的躯干生长非常重要，坐高增加可达28厘米；然而，从5岁开始到成人，躯干增加仅仅30厘米。胎儿晚期到4岁时肺泡数量增加约10倍。肺实质体积在刚出生时约为400毫升；5岁和10岁时分别约为900毫升和1500毫升；当骨骼发育成熟时，男孩肺实质体积约为4500毫升，女孩约为3500毫升。因此，早期干预需要在心肺功能下降变为不可逆损伤之前就尽快采取措施，使之与生长速率相匹配。

❽ 什么是特发性脊柱侧凸？

特发性脊柱侧凸是青少年骨骼肌肉系统中最常见的畸形之一，也是脊柱畸形中最常见的类型。由于病因不明，所以称之为特发性脊柱侧凸或特异性脊柱侧凸。根据年龄，特发性脊柱侧凸被分为3类：①婴幼儿型（0～3岁）；②少儿型（4～9岁）；③青少年型（10～18岁）。

对于特发性脊柱侧凸，需关注3个重要问题：进展病例的比例是多少？哪种脊柱侧凸将会进展？未经治疗的脊柱侧凸有什么影响？

基于对青少年特发性脊柱侧凸自然病史的了解，允许采用恰当的干预以积极的措施改善它。通常将青少年特发性脊柱侧凸的自然史分为骨骼成熟前和骨骼成熟后。对于骨骼成熟前的患者，研究主要关注脊柱弯曲进展的危险因素；而对于骨骼成熟后的患者，研究则关注影像学检查结果的演变和临床治疗效果。

在骨骼成熟前，只要孩子在生长，就有脊柱弯曲的进展可能。年龄越小，生长潜能越大，脊柱侧凸在青春期等快速生长期有一个快速增加的趋势，尤其是在女孩月经初潮前更为普遍。此外，Risser 征分级越低，脊柱侧凸的进展发生率越高；S 形双弯的比单弯的进展更为常见；弯曲的度数越大，进展的概率也越大。

总体来说，孩子越小或脊柱弯曲越大，进展的机会就越大。所以，在骨骼成熟前，需要综合考虑脊柱弯曲进展和手术治疗之间的风险。然而，在骨骼发育成熟后，大多数脊柱弯曲进展不明显，如果出现反复腰背痛、心肺功能受限时，需要及时治疗。

❾ 什么是成人脊柱侧凸?

成人脊柱侧凸是指在骨骺线闭合后，一般是 20 岁以后发现的脊柱畸形。一般分为两种类型，一是指发生在骨骼成熟之前，却在骨骼成熟后进行治疗的脊柱侧凸；另一种指骨骼成熟之后新发生的脊柱侧凸，往往是继发在退行性改变等生长代谢或其他原因造成的脊柱侧凸。所以，成人脊柱侧凸通常可分为成人特发性脊柱侧凸和成人退变性脊柱侧凸。

成人脊柱侧凸随着现阶段人口老龄化趋势，发病率也逐年上升。与青少年脊柱侧凸不同，成人脊柱侧凸往往更多表现为骨赘增生和骨质疏松，并且常伴腰背部疼痛、下肢放射痛及间歇性跛行等症状。同时，老年患者常合并其他器官系统疾病，如高血压、冠状动脉粥样硬化性心脏病、糖尿病等，手术的风险相对较高。此外，老年患者往往因为疼痛和行走功能障碍，有较多的焦虑、抑郁和恐惧等心理障碍。因此，对于成人退变性脊柱侧凸的治疗是一种多学科综合的治疗。外科医生不仅要把减轻病痛、获得坚强融合的效果作为主要目标，更要关心患者围手术期的基础疾病和各项指标，避免手术风险。最后，更要在心理上给予更多的人文关怀。

成人脊柱侧凸是脊柱侧凸领域研究的热点和难点，不仅国内，国际亦如此。近年来，上海长海医院紧随国际步伐，在成人脊柱侧凸治疗方面取得了突破性进展。系统开展了成人脊柱侧凸的临床研究及外科手术治疗策略的研究。采用前路松解、椎间融合、重建脊柱生理曲度、联合后路减压三维矫形内固定术、微创斜外侧椎间融合术（OLIF）等技术。率先在国内开展了椎弓根螺钉技术在脊柱侧凸矫形中的运用。采用选择性节段固定方法治疗中度脊柱侧凸畸形，70° ～ 90° 重度脊柱侧凸采用后路节段性固定矫形，替代前路松解联合后路混合结构固定，取得了良好的疗效。

成人退变性脊柱侧凸是由于骨质疏松、椎间盘部位及双侧脊椎间小关节等严重退变,引发非对称性脊椎间隙内陷、椎体的旋转性半脱位或在冠状面上侧方滑移形成的侧凸(Cobb 角 > 10°),在矢状面上表现为腰椎前凸消失及节段性后凸,同时诊断时需除外脊柱器质性病变因素,如创伤、肿瘤、感染、骨病及原有侧凸进行性发展。退变性脊柱侧凸常导致顽固的腰背痛和下肢神经根症状,严重影响老年人的生活质量。主要发病于 50 岁以上人群,较少发生于 40 岁以前,其男女发病率比例为 1:2,群体发病率在 6% 左右。

(1) 40 岁以下成人退变性脊柱侧凸的手术指征

• 胸弯 45° ~ 60°,合并慢性疼痛,保守治疗无效。

• 患者本人无法忍受的严重畸形。

• 畸形进展明显。

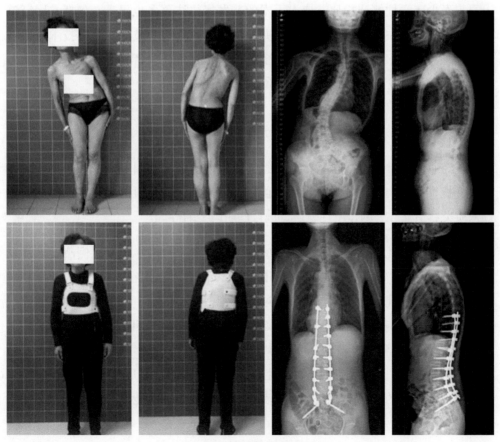

退变性脊柱侧凸病例

（2）老年退变性脊柱侧凸患者的主诉

• 弯曲的进展合并冠状面或矢状面的失平衡。

• 椎管狭窄引起腰腿痛或腰弯合并根性痛症状。

• 胸椎畸形严重导致肺功能显著降低，排除肺源性疾病。

（3）老年退变性脊柱侧凸患者的特点

• 畸形多出现在腰段及胸腰段。

• 除冠状面的僵硬畸形外，通常还合并严重的矢状面失衡（如平背综合征等），引起症状的主要原因即矢状面的畸形。

• 一般存在各种由于年龄增长发生的退变性引起的相关症状，如椎管狭窄、椎间盘突出、骨质疏松等，患者产生显著的腰痛，以及神经、脊髓压迫症状，这也是绝大部分患者就诊的主要原因。

与青少年脊柱侧凸相比，成人手术的并发症往往更多也更重，包括术后钉道疼痛、假关节、失平衡、感染及肺部并发症等。随着手术技术、麻醉技术、围手术期处理等综合水平的提高，越来越多的成人脊柱侧凸患者接受了手术，疼痛得以缓解，恢复挺拔身姿，提高了生活质量，重拾信心。

⓫ **什么是神经肌肉型脊柱侧凸**？

神经肌肉型脊柱侧凸是指由于神经和肌肉方面的疾病引起的肌力不平衡，特别是脊柱椎旁肌肉左右不对称造成的侧弯。常见的神经、肌肉类病症原因包括脊髓灰质炎后遗症、大脑痉挛性瘫痪、进行性肌肉萎缩等。

脑瘫在新生儿中的发生率为 0.24% ～ 0.27%，一般都伴有脊柱侧凸。与特发性脊柱侧凸相比，发生时间更早、年龄更小，最早可出现在 10 岁以内。研究表明，如果患者发现脊柱侧凸时角度超过 40°，85% 的患者在 15 年内会发展到 60°；如果发现时脊柱侧凸角度小于 40°，仅有 13% 的患者在 15 年内发展到 60°。对于脑瘫患者，在骨骼成熟后脊柱侧凸的畸形程度仍继续发展。弯曲大部分较长，呈 C 形，累及骶骨，并往往合并骨盆产生一定程度倾斜。脊柱后凸畸形也较为常见，有时表现为脊柱的结构功能丧失，患者必须以双手支撑才能保持坐立平衡，并时常伴有背痛。

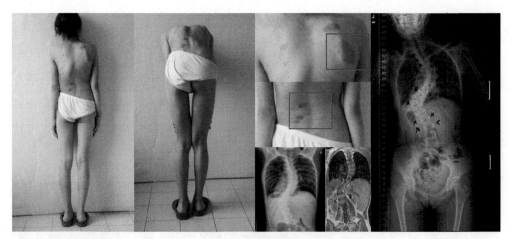

神经纤维瘤病例

全身受损的患者往往出现进展性畸形，与特发性脊柱侧凸相比，神经肌肉型脊柱侧凸患者支具治疗的意义在某种程度上是为了能够稳定脊柱和骨盆，给肌肉无力的患者提供躯干上的支撑，从而解放患者的上肢，使其能够进行日常的生活。但是支具仅能改善坐的能力，却并不能改变弯曲的进展，特别是在青春期生长高峰出现之后，支具无效。

此时必须通过手术的矫正和固定来防止弯曲的进展。手术内固定可以取得较好的侧弯矫形效果，在长期的随访中能够维持侧弯平衡。绝大部分患者术后可以马上摆脱支架或石膏固定及轮椅的束缚，恢复独立坐甚至行走的能力，可以进行日常的生活。当脊柱最终达到骨性的融合之后，患者可以获得永久性的矫正和功能改善。

⑫ 什么是综合征型脊柱侧凸？

综合征性疾病是一种以多系统病变为特征的遗传、代谢性疾病；累及脊柱时，表现为综合征型脊柱畸形（SSD）。SSD 在生长期进展快，易导致重度脊柱侧凸和后凸畸形，增加脊髓受压而发生截瘫的潜在风险，并且严重影响胸廓发育，造成心肺功能障碍甚至衰竭。常见的包括马方综合征型脊柱侧凸、Ehlers-Danlos 综合征型脊柱侧凸、Klippel-Trenaunay 综合征型脊柱侧凸、Klippel-Feil 综合征型脊柱侧凸、Turner 综合征型脊柱侧凸、Goldenhar 综合征型脊柱侧凸、Dandy-Walker 综合征型脊柱侧凸等。

⑬ 什么是马方综合征型脊柱侧凸？

马方综合征（MFS）是一种常染色体显性遗传的结缔组织疾病，由位于 15 号染色体上编码原纤维蛋白 -1 基因的突变所致，常累及多个系统，包括心脏、眼及骨骼肌肉系统。在 MFS 的患者中，脊柱侧凸较为常见，约 63% 的 MFS 患者合并脊柱侧凸。脊柱侧凸的发生率与性别并无明显的关联，该类脊柱侧凸的模式与特发性脊柱侧凸基本相同，但双胸弯及三主弯的发生率较高。

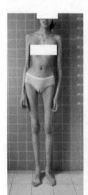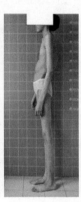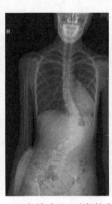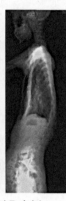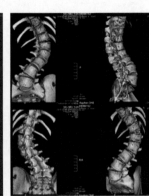

马方综合征型脊柱侧凸病例

⑭ 什么是小脑扁桃体下疝畸形？

小脑扁桃体下疝畸形即 Arnold-Chiari 畸形，由于胚胎期生长发育期间的异常使小脑扁桃体下疝所致，大体表现为小脑扁桃体部分的基准下降超出枕骨大孔及以下，同时疝入上颈椎管。脊髓空洞症也会在小脑扁桃体下疝畸形伴脑脊液循环功能障碍时引起，在临床治疗方面脊髓空洞症又可以独立存在。小脑扁桃体下疝畸形患者可伴发脊柱侧凸，是脊柱侧凸的病因之一。这一类脊柱侧凸一般并不合并其他先天性的脊椎异常，临床极易将其误诊为特发性脊柱侧凸。许多学者对小脑扁桃体下疝畸形合并脊柱侧凸的临床表现和有关影像学特点进行了大量研究，发现此类患者具有一定的不同于特发性脊柱侧凸的临床特征。

（1）性别因素

相关的大量流行病学研究表明，特发性脊柱侧凸女性群体占大多数；而在小脑扁桃体下疝畸形合并的脊柱侧凸中，男性患病数量明显增加，且"男多于女"的现象比较显著。

（2）发病年龄

在部分低龄儿童中也发现了这一类畸形，但患病情况大多集中在发育期青少年群体；而小脑扁桃体下疝畸形合并脊柱侧凸的患者，发病年龄一般始于较为年轻时期。

（3）疼痛症状

特发性脊柱侧凸患者很少出现疼痛；而小脑扁桃体下疝畸形患者，由于小脑扁桃体下疝对脊髓造成机械性压迫，枕颈区的脑脊液回流障碍，患者绝大部分主诉慢性头痛和枕颈关节及周围病痛等相关症状，且疼痛症状的轻重程度与小脑扁桃体下移的程度又无显著相关。

（4）神经系统症状与体征

一般对于不严重时期的特发性脊柱侧凸患者，畸形通常不会出现躯体感觉和运动障碍；而对于小脑扁桃体下疝畸形合并脊柱侧凸，部分患者出现神经系统损伤的有关症状，以及浅感觉与肌力减退和神经反射异常等症状。

（5）脊柱侧凸的影像学特征

明显的特发性发生于胸椎的侧凸会伴随明显后凸减轻但右侧凸增强体征，部分临床上较为少见的侧凸则被认定是不典型特发性侧凸。这一类侧凸主要包括左胸弯、双胸弯和左胸右腰弯等。大量研究发现，小脑扁桃体下疝畸形合并脊柱侧凸使在冠状面接近半数呈不典型侧凸类型，其中左胸弯的发生率约为36%，双胸弯为4.5%，左胸右腰弯为3.5%，三弯约占1%，左胸右胸腰弯为0.5%。

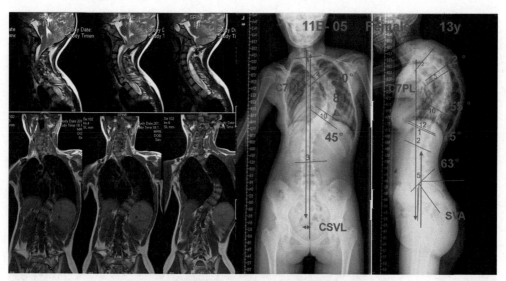

小脑扁桃体下疝畸形合并脊柱侧凸病例

综上所述，小脑扁桃体下疝畸形合并脊柱侧凸的患者除多见于男性、起病早和慢性枕颈部疼痛等特征外，还有特征性神经损伤及阳性体征，特征性冠状面及矢状面的脊柱侧凸容易在低龄时引起脊柱侧凸快速发展衍生并发症等严重情况。这些临床特征可作为患有小脑扁桃体下疝畸形合并脊柱侧凸的危险因素和诊疗参考，有效帮助临床早期发现这类脊柱侧凸患者。

⑮ 什么是脊柱后凸畸形？

脊柱的后凸畸形在脊柱畸形中最为常见。正常脊柱存在生理性弯曲，形成的后凸角度较小，一般不超过 50°，但在病理性脊柱后凸畸形患者中这一角度则会超过 60°，且呈不断增加的趋势。

一般脊柱的外伤、脊柱炎、脊柱结核等疾病可能导致脊柱后凸，若脊柱后凸较为严重，需要进行干预治疗。根据脊柱后凸的固定性及其形状，将其分为非固定性畸形和固定性畸形。非固定性畸形可在医生的被动活动或患者的主动活动时被矫正，包括姿势性驼背和代偿性脊柱后凸。

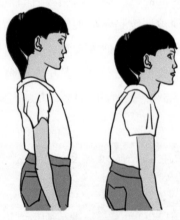

脊柱后凸畸形

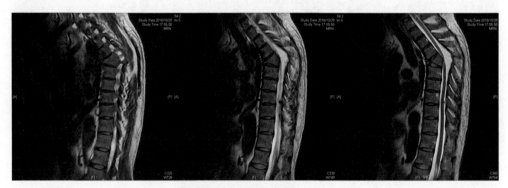

脊柱角状后凸畸形病例

固定性畸形多由其他疾病所致，其中又分为脊柱弓状后凸和脊柱角状后凸。

• 脊柱弓状后凸：包括先天性脊柱后凸、瘫痪型脊柱后凸、年龄相关性驼背、佝偻病性驼背、强直性脊柱炎、多发性骨骺发育异常、原发性骨质疏松症、次发性骨骺骨软骨病、氟骨症和甲状旁腺功能亢进骨营养不良等，其中强直性脊柱炎临床中最多见。

• 脊柱角状后凸：包括先天性半椎体、脊柱结核破坏椎体、椎体压缩性骨折及脱位未能复位、椎体肿瘤、畸形性骨炎和创伤性后凸。

⑯ 什么是强直性脊柱炎后凸畸形？

强直性脊柱炎（AS）是以骶髂关节和脊柱附着点炎症为主要症状，以全身广泛关节韧带骨化为特征的慢性炎症疾病。我国 AS 的患病率初步调查为 0.26%。以往认为本病男性多见，男女之比为 10.6：1。最新的研究报道，男女之比为 5：1，只不过女性发病较缓慢及病情较轻。发病年龄通常在 13 ～ 31 岁，30 岁以后及 8 岁以前发病者少见。强直性脊柱炎与人白细胞抗原（HLA-B27）有着紧密的关系，且有明显的家族发病趋势。环境因素和细菌感染在强直性脊柱炎的发生、发展中也有着重要作用。

强直性脊柱炎的症状特征表现为腰段、颈段、胸段和骶髂的脊椎，以及关节和韧带上诱发了相关的炎症和骨化。髋关节极易受累，其他周围关节也会出现相关炎症。

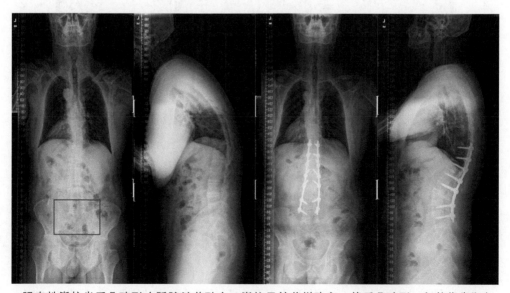

强直性脊柱炎后凸畸形（骶髂关节融合，脊柱呈竹节样改变，伴后凸畸形，矢状位失衡）

强直性脊柱炎疾病发展的后期会导致脊柱后凸畸形，表现为胸后凸增大、腰前凸消失、腰胸段后凸畸形及头颈部前倾，最终导致患者整体躯体中心向前下移位，部分患者伴髋关节强直，严重影响患者平视、平卧、行走等功能。脊柱后凸如果严重则会损伤消化及呼吸功能，大大降低患者的生活质量，这时就有必要进行手术矫正。

⑰ 什么是休门后凸畸形？

休门病又称休门后凸畸形，又称为青年性圆背畸形，是由于椎体的环状软骨板出现缺血坏死，引起楔形变导致的脊柱后凸畸形，也是青少年结构性胸椎 / 胸腰椎后凸畸形最常见的病因。该病多在 10 岁左右发病，男性多于女性。随着青春期生长发育的加快而逐渐出现典型的临床表现，常由于老师、家长的忽视或认识不足而延误治疗。

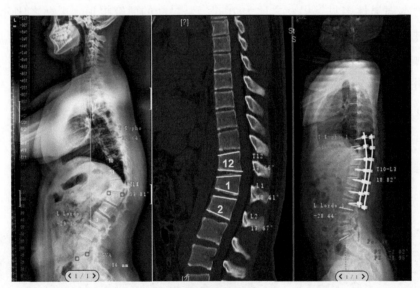

休门后凸畸形病例

休门后凸畸形的诊断标准目前还存在争议，主要沿用 Sorenson 提出的诊断原则：在全脊柱矢状位 X 线片上，至少有 3 个相邻椎体有 5° 或 5° 以上的楔形变，终板不规则，椎间隙狭窄，并伴有许莫（Schmorl）结节。其中，对于进展性后凸，保守治疗无效。对于明显的后凸畸形类型（Cobb 角 >75°），患者对于外观明显不满意，并且伴有顽固性背部疼痛或神经功能障碍等患者，手术是唯一有效的治疗手段。

⑱ 什么是脊柱结核后凸畸形？

脊柱结核来历久远，曾在埃及木乃伊的尸检标本中被发现，距今约 5 000 年；

公元前 450 年，希波克拉底就已经对于肺结核、脊柱结核开始有了一些相关的初始表述；1779 年，英国外科医生 Percival Pott 首先完整描述了由脊柱结核引起的后凸畸形和截瘫，因此该病又被称作 Pott 病。近年来，由于人口的增长和流动性显著增加、结核耐药比例升高、人类免疫缺陷病毒（HIV）传播流行，全球结核疫情呈恶化增长趋势，结核病发病率已出现逐年上升趋势。中国是结核病发病率较高的国家，仅次于印度，且 80% 患者在农村。根据第四次全国流行病学调查显示，重庆市结核病的发病率相较于全国持有较高发病水平，是京、津、沪地区总和的 10 多倍。脊柱结核最常见继发于肺结核的经血液循环途径形成的骨关节结核，在青壮年时期多发，是引起后凸畸形、截瘫的常见病因，致残率较高，治疗难度大。

脊柱结核常可累及单个或多个椎体，破坏严重的常可造成明显的后凸畸形，即 Pott 畸形，常表现为角状后凸畸形，后凸角度多超过 60°。该畸形导致正常的脊柱序列发生了明显变化，应力的改变可引起腰背部疼痛，成角畸形可压迫脊髓导致神经症状，脊柱短缩导致胸廓变小或畸形胸廓，严重者可能逐渐影响患者心肺功能，严重影响患者生活质量。

伴随着人类文明的进步，脊柱结核的治疗方案也一直在发展、更新。目前对于脊柱结核治疗原则已达成了初步共识：营养支持是基础，药物治疗是根本，手术做辅助。

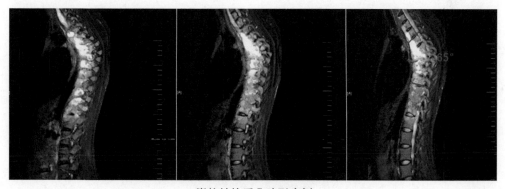

脊柱结核后凸畸形病例

⑲ 什么是骨质疏松压缩性骨折后凸畸形？

骨质疏松压缩性骨折（OVCF）患者因骨折椎体不愈合或骨质疏松自然病程进展，引起骨折椎体渐进性塌陷，导致迟发性后凸畸形。后凸畸形患者常伴随长期的胸、腰、背部疼痛，以及迟发性神经损伤，严重者可导致瘫痪。研究表明，椎体高度丢失若超过 50% 或胸腰椎后凸的 Cobb 角超过 40°，脊柱的稳定性明显下降，骨折节段可能因为持续重力载荷而发生崩塌。

OVCF 常表现为腰背部疼痛，这是因为脊神经后支牵张所致的疼痛；身长缩短、驼背，平均每一节压缩性骨折致身高丢失 0.86 厘米，平均每一节胸椎压缩性骨折致后凸增大 10°；其他神经并发症发生率为 0.2% ～ 2%。此外，由于骨折后凸畸形，还存在肺功能下降、适应性丧失、畸形、失眠、抑郁等。

(1) OVCF 的特点

• 急性、快速骨丢失：骨折制动后骨吸收率在短期内迅速提高，伴随骨形成持续抑制。骨丢失的特点：①量大；②快速；③持续：患者每周的骨丢失量约占骨总量 1%，即相当于正常情况下一个人一年的"生理性骨丢失量"，持续约 3 个月。

• 骨折延迟愈合甚至不愈合：骨重建过程出现异常，骨折愈合进程缓慢，恢复周期长，易发生骨折、延迟愈合，甚至会导致不愈合。

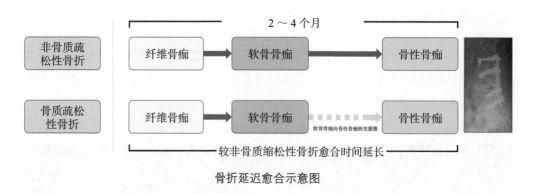

骨折延迟愈合示意图

• 二次骨折或再骨折：骨折后制动引起急性骨量丢失，骨密度进一步下降，加重骨质疏松程度，同一部位及其他部位发生再骨折的风险明显增大。

• 内固定易失败：内固定治疗的稳定性差，内植物易出现松动甚至脱出，植骨部分骨质易被吸收。

• 合并症状多：多见于老年群体，并常合并其他器官或系统综合疾病，全身状况差，治疗时容易发生并发症，增加治疗的复杂性和难度。

(2) OVCF 的治疗原则

• 复位、固定，同时加以一定的功能锻炼和抗骨质疏松治疗。

• 个体化，选择保守治疗、椎体成形或切开复位内固定。

- 不强求解剖复位，着重于功能恢复和组织修复。

- 内固定加强技术，如骨水泥螺钉、椎体成形等。

- 积极防治下肢深静脉血栓形成、坠积性肺炎、泌尿系感染和褥疮等并发症。

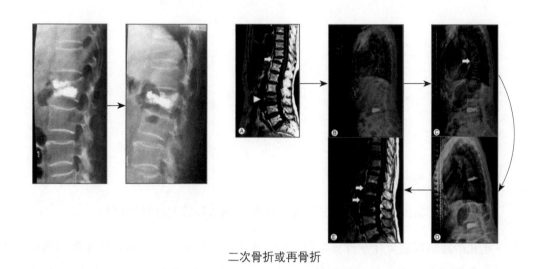

二次骨折或再骨折

脊柱侧凸的发生与演变

㉑ 为什么会得脊柱侧凸？

脊柱侧凸的病因很多，大体分为先天性脊柱侧凸和后天性脊柱侧凸。

胎儿阶段出现的脊柱发育异常即可称为先天性脊柱侧凸。妊娠的第5周到第6周是胚胎期脊柱发育的最关键时期，因为此时为脊柱分节时期，如果胎儿在这时受到药物、理化因素、病毒感染等影响，就容易产生脊柱发育畸形。

青少年期好发生青少年特发性脊柱侧凸，10岁后发病多见，具体发病原因还

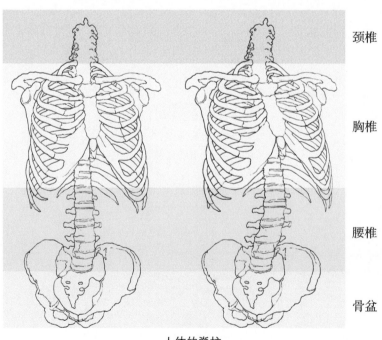

颈椎

胸椎

腰椎

骨盆

人体的脊柱

不能明确，诱因不仅仅是坐姿不当或睡姿不正或背书包的方式不正确而引起。有学者也提出了基因遗传假说、神经系统平衡异常假说、神经内分泌异常假说，以及躯干生长不平衡假说等。

而其他类型的脊柱侧凸，如神经肌肉型脊柱侧凸、综合征型脊柱侧凸均与各自神经肌肉失衡、结缔组织疾病、内分泌紊乱、平衡调节功能受损有关，总体病因并未有一致的研究结论。

㉑ 脊柱侧凸有哪些危害？

轻度的脊柱侧凸并不引起任何症状，严重者则会引起继发性胸廓畸形，减小胸腔、腹腔容积，进而导致心悸、消化不良、气短、气促、食欲不振等症状。当发现脊柱侧凸后，应当立即给予积极、恰当、有效的治疗，阻止或延缓脊柱侧凸的进展，以减小脊柱侧凸带来的各种危害。

但现实生活中，可能由于患者（特别是性格内向的年轻患者）对自身畸形的自卑或父母重视程度不够等，不少脊柱侧凸患者不能得到及时的诊治，所带来的后果无法估量。在患病早期阶段，属于轻度脊柱侧凸，除不对称外，不会过多影响脊柱的灵活稳定及承受身体重量的功能和保护脊髓的功能。但如未经及时有效的治疗，部分脊柱侧凸将发展加重，严重者 Cobb 角可达到 90° 以上。此时不仅可导致明显的外观畸形，对未发育成熟的患儿而言，更会严重影响到其心肺功能的正常发育，如限制性肺通气功能障碍、肺不张、阻塞性肺炎，以及心肺功能衰竭等；由于躯干的失衡，导致肌肉的疲劳和疼痛；脊柱关节及椎间盘的病变，会引起脊柱僵硬及疼痛；局部脊髓神经根受到压迫，引起疼痛、麻木、无力、下肢的放射痛等，严重者可导致瘫痪。如果脊柱侧凸早期就能接受有效的治疗就会得到有效控制，可见早期的诊断治疗对脊柱侧凸来说非常重要。

㉒ 脊柱侧凸对儿童有哪些影响？

• 对脊柱和胸廓的影响：儿童脊柱在 5 岁以前每年生长潜力超过 2 厘米，5～10 岁每年生长约为 0.9 厘米，10 岁以后每年生长约为 1.8 厘米。所以，5 岁以前发生脊柱畸形对躯干胸廓影响最大，会使胸廓发生严重畸形，压缩胸腔容积。

• 对肺的影响：肺在婴儿出生后发育迅速，肺泡的数量也越来越多，5 岁时肺泡数量就会达到正常成人的 80%，8 岁时达成人水平。8 岁前若发生脊柱侧凸，由于胸廓的畸形导致肺泡减少，导致肺部的通气面积减小，产生肺源性心脏病及限制性通气功能障碍。

所以脊柱侧凸发生的年龄越小，尤其是在 8～9 岁之前发生的脊柱侧凸，Cobb 角越大，越有可能损害心肺功能，导致呼吸衰竭，甚至危及生命。

不同年龄段脊柱侧凸患者身体的变化

年龄（岁）	身高（男／女）（厘米）	坐高（男／女）（%）	胸腔容量（%）	肺容量（毫升）	肺泡发育
出生时	50.4/49.7	34/38	6	400	30%～50%
1	76.5/75.0	51/53	—	—	
5	111.3/110.2	66/70	30	900	8 岁时完成
10	140.2/140.1	79/83	50	1 500	
15	169.8/159.8	95/100	—	—	
成年	172.7/160.4	100/100	100	3 500～4 500	

㉓ 脊柱侧凸对青少年有哪些影响？

脊柱侧凸在青春期（10～18 岁）会不断发展，尤其是在生长发育的高峰期，侧凸角度会难以控制地增加。有研究表明，青春期特发性脊柱侧凸角度平均每年会增加 1°～6°，先天性和其他类型的脊柱侧凸角度进展会更快。虽然不痛不痒，但外观会逐渐发生变化，出现双肩不等高、剃刀背畸形、胸腰段凹陷、背部 S 形改变、双下肢不等长等。部分患儿因脊柱侧凸产生外观上的"难看"而影响心理健康，产生自卑、焦虑等情绪，影响孩子在学校与他人的正常沟通和交往。

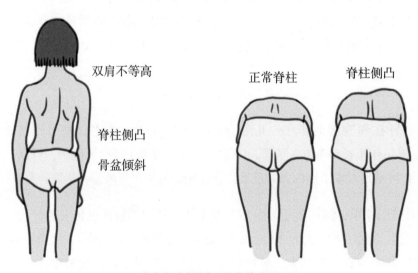

青少年脊柱侧凸的身体表现

如果不及时治疗，脊柱侧凸的角度会不断增加。当侧凸 Cobb 角超过 70° ～ 80° 时，因胸廓畸形容积变小，可能会造成肺功能损害，影响呼吸功能，因脊柱受力不均，易造成腰背肌肉疲劳引起疼痛。当侧凸 Cobb 角超过 100° ～ 120° 时，肺功能会受损，严重影响生命质量。

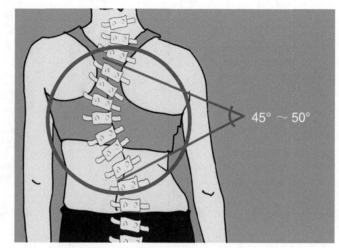

45° ～ 50°

背部中央达到 45° ～ 50°
的曲度更易进一步加重

㉔ 脊柱侧凸对成人有哪些影响？

成人（18 岁以后）脊柱畸形的原因大多数是腰椎退变，也可能是青少年时期的脊柱畸形未经治疗，随年龄增长伴随到成人阶段。成人脊柱畸形的表现为长期的腰痛导致活动能力下降，小部分患者还会出现下肢的疼痛、麻木、间歇性跛行等神经损害的症状。

青少年特发性脊柱侧凸患者，胸弯＞50°或腰弯＞40°时，保守治疗效果很差，侧凸会进一步加重。成年骨骼成熟后，依旧会以每年 2° ～ 3° 的速度逐年加重，同时以下两个因素会对脊柱侧凸产生较大的影响。

（1）怀孕分娩

脊柱侧凸患者生育时，由于婴儿在体内的压迫，而使母体的韧带松弛，分娩后抱小孩的动作也会增加脊椎的负重，这些对正常人来说是可以接受的，对脊柱侧凸患者来说则会进一步加重侧弯程度。

（2）骨质疏松

老年阶段特别是达到 60 岁，会进入骨质疏松的加速发展期，由于脊柱强度的减弱会加速侧弯的发展。

针对以上两个因素，脊柱侧凸患者要尽早预防，避免长时间抱孩子等负重工作和劳动，同时注意早期开展抗骨质疏松治疗。

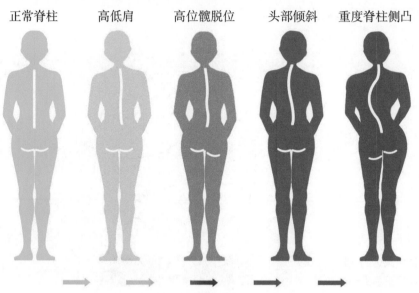

正常脊柱　　高低肩　　高位髋脱位　　头部倾斜　　重度脊柱侧凸

脊柱侧凸由轻到重的发展过程

㉕ 脊柱侧凸遗传的概率大吗？

孤立的先天性脊柱异常，如半椎体畸形并无遗传性。一般认为，先天性脊柱畸形是由于胚胎发育时所处的环境因素引起。胎儿脊柱分节的时间为妊娠期第 5 周至第 6 周，此时胎儿如果受到药物、病毒感染、理化因素的影响，则容易出现脊柱发育畸形。虽然这些因素很难确定，但孕期孕妇叶酸的缺乏却是很严重的问题，叶酸的缺乏会影响胎儿神经管的发育，导致颅骨或脊柱融合不良。目前有 20 个先天性脊柱侧凸的致病突变基因，但尚缺乏可靠的特异性和敏感性高的诊断基因位点用于基因诊断。

虽然有遗传因素，但脊柱侧凸不属于显性遗传，因此即使父母患脊柱侧凸，孩子发生脊柱侧凸的概率仍然较低。经研究表明，青少年特发性脊柱侧凸的病因与基因相关，并且有相当的家族聚集倾向：同卵双胞胎的患病率为 73%，异卵双胞胎的患病率为 36%，第一代亲属获得遗传的概率为 6% ～ 11%，然而其具体的致病基因目前还不清楚。相反，有瑞士学者对双胞胎的调查研究发现，遗传因素在脊柱侧凸发病中占的权重为 38%，非遗传因素所占权重为 62%。所以，目前广泛认为多基因相关的神经－内分泌代谢－生长发育多重因素异常是脊柱侧凸的主要病因。

已生育脊柱侧凸患儿的母亲，再次生育脊柱侧凸患儿的概率较正常人群增加，且高于总体发病率，应加强产前检查。

㉖ 为什么青少年脊柱侧凸中女孩更多见？

先天性脊柱侧凸多见于男孩，男女比例约为 4：1。

而后天获得性脊柱侧凸（如青少年特发性脊柱侧凸），女孩却明显多于男孩，在弯度超过 40° 患者中女孩占 90% 以上。这种情况的发生可能是由男女激素水平差异造成的，可能与雌激素、褪黑素、瘦素激素或其受体的表达异常导致。

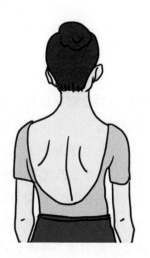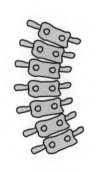

青少年脊柱侧凸（女孩）

㉗ 脊柱侧凸和背重物、坐姿不良关系大吗？

平时孩子坐不直、走路姿势难看、背过重的书包会造成脊柱侧凸吗？对于儿童脊柱侧凸，许多家长都会有这样的担心：它到底与平时的姿势有多大的关系呢？

其实，脊柱侧凸与坐姿、走路习惯、负重没有太大关系。大部分的脊柱侧凸患者都是特发性的——小朋友刚出生时脊柱是正常的，随着生长发育，不知道为什么就逐渐变弯了，而且发展迅速。由于原因不明，所以家长常把罪责归于坐姿不正等外因。

脊柱侧凸的形成与内部因素和外部因素有关，但主要由内部因素引起，如遗传、生长发育等因素，而外部因素如坐姿和背书包影响不大。其实，坐姿、站姿、负重等外因虽然可能会对骨骼发育有一定影响，但由外因引起的侧弯程度较轻，也不会持续加重，一旦加以注意，也能在一定程度上恢复。所以脊柱侧凸与坐姿和负重无直接关系，但过大的负重也会不同程度压迫脊柱，加重侧弯程度。

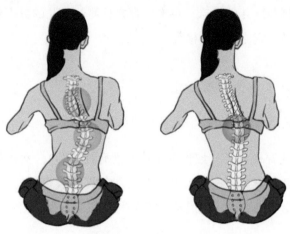

脊柱侧凸（舞蹈演员）

㉘ 为什么运动员和舞蹈演员更容易得脊柱侧凸？

研究显示，参与柔韧性运动的运动员较普通人脊柱侧凸的发病率增高，但囿于研究样本量较小，各项研究之间的结论不甚统一。据调查显示，中国艺术体操国家队优秀运动员的脊柱侧凸发生率较高，冠状面脊柱侧凸发生率为 53.85%；矢状面脊柱序列异常发生率更是达到 100%，均出现颈椎反弓、腰椎后凸等异常现象；横轴位椎体不对称性旋转发生率高达 88.46%，86.79% 位于脊柱胸段。长期专业训练的射击运动员，脊柱侧凸及慢性劳损率为 60% ～ 70%，严重时直接影响运动员训练计划的完成，甚至会中断训练。单侧肢体的运动会使肌肉力量不平衡，进而产生脊柱侧凸姿态，适当的力量训练和身体柔韧性训练可以避免这种情况，预防运动损伤和运动成绩的下降。

研究发现，柔韧性舞蹈（如芭蕾舞）演员的脊柱侧凸的发病率较正常人增高，但循证医学证据等级较低。为什么跳舞时一定要讲究正确的方式与方法？因为错误的运动方式不仅不能锻炼身体，反而会使身体受到伤害。青少年的身体其实是非常"脆弱"的，如果训练不当，很可能会造成脊柱侧凸。

㉙ 为什么会发生退变性脊柱侧凸？

退变性脊柱侧凸的病因多种多样，公认的病因如下。

(1) 骨代谢异常

早期研究认为退变性脊柱侧凸与代谢性骨病紧密相关。有学者在 1969 年就发现 50 岁以上人群中，骨质疏松症患者退变性脊柱侧凸的发生率为 36%，骨软化症发生率为38%，而正常人群脊柱侧凸发生率仅6%。Healey等研究发现，退变性脊柱侧凸在女性中发病年龄较早，病情更重，推测与绝经后妇女会发生骨质疏松相关，这也证明了骨代谢异常会导致退变性侧凸。

(2) 脊柱非对称性退变

关于退变性脊柱侧凸病因的另一项学说是脊柱的非对称性退变。椎间盘或小关节的非对称性退变直接引发节段载荷分布的不对称，而不对称的载荷分布反过来进一步造成退变的非对称性进展，节段载荷的异常分布将引起邻近节段载荷的异常，并可最终累及全脊柱。这种恶性循环，直接导致脊柱侧凸的发生及不断进展。许多退变性脊柱侧凸患者中都可观察到椎间盘楔形变、小关节非对称性退变、椎间隙不对称性塌陷的现象。

(3) 基因表达异常

已经证实椎间盘退行性改变存在遗传因素，但是退变性脊柱侧凸是否存在遗传因素还缺少研究。通过对严重的僵硬性退变性脊柱侧凸患者的遗传研究，发现退变性脊柱侧凸患者中存在多个特征性的全基因组拷贝数变异的现象。

㉚ 什么是骨质疏松症?

骨质疏松症即骨质疏松，是多种原因引发的一组骨病，特点是以单位体积内骨组织量减少的代谢性骨病变。不同性别和任何年龄都可发生骨质疏松症，老年男性和绝经后女性居多，以骨骼疼痛、易于骨折为特征。据报道，我国目前已发生的骨质疏松性椎体压缩性骨折患者数量高达4 449万，并且以每年新发181万例的数量增加，每17.4秒就会增加1例骨质疏松性椎体压缩性骨折，由此产生的医疗费用达到94.5亿元。

WHO骨质疏松诊断标准：双能X射线吸收法（DXA）测量骨密度，根据骨密度（T值）来判断骨质疏松的严重程度。

骨质疏松症的诊断标准

诊断标准	骨密度（T值）
正常	T ≥ −1
骨量低下（骨量减少）	−1<T< −2.5
骨质疏松症	T ≤ −2.5
严重骨质疏松症	T ≤ −2.5，并伴一处或多处脆性骨折

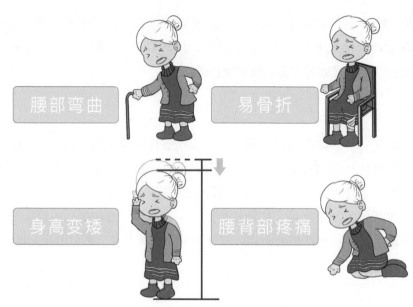

腰部弯曲　　易骨折

身高变矮　　腰背部疼痛

老年人退变性脊柱侧凸的典型表现

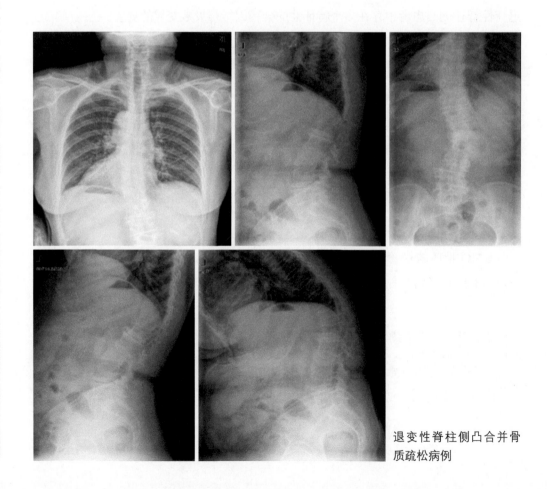

退变性脊柱侧凸合并骨质疏松病例

随着中国进入老龄化社会，老年骨质疏松症作为一种与年龄相关的骨性疾病，发病率随年龄增长显著升高。2016年，中国60岁以上老年人骨质疏松症患病率高达36%。

骨代谢异常作为退变性脊柱侧凸的经典病因得到了更多关注。合并骨质疏松的老年患者较骨质正常人群的脊柱侧凸发病率显著提高，且病情进展的可能性也较之增高。有研究表明，骨质疏松症是退行性脊柱侧凸发病的危险因素，两者存在显著的相关性，发病率可达80%以上，骨质疏松程度随年龄增加发生变化，但与侧凸程度却不一定相关。但也有学者认为骨质疏松并非导致退变性脊柱侧凸发生的直接病因，它通过造成椎体或小关节骨折塌陷，间接引起椎间盘载荷的不对称，进而导致了退变性脊柱侧凸的发生。随着研究的深入，骨质疏松和退变性脊柱侧凸的关系也越来越受到关注。

③ 缺钙对脊柱侧凸有影响吗？

脊柱侧凸的患者，不管是青少年脊柱侧凸还是退变性脊柱侧凸，均可以发现全身性的骨密度偏低现象。钙的摄入量是增加脊柱侧凸患者骨矿物质含量非常重要的因素，体内钙动态平衡与骨质更新息息相关，因此补充膳食钙很重要。

此外，研究发现脊柱侧凸与骨代谢异常相关，涉及多种神经内分泌系统对骨钙代谢的调节异常，因此不能单纯认为缺钙与脊柱侧凸是因果关系，因为其中的复杂分子生物学机制尚未有共识。

增强骨密度可能对改善脊柱侧凸患者的治疗有重要意义。平时应该注意健康均衡饮食，同时需要加强锻炼来增强骨质；防止意外伤害导致的侧凸进展和骨折。对于各年龄段的人，多肌肉群共同参与的运动可有效预防骨密度低的状况，如慢跑、打排球和打网球。

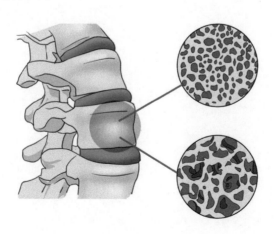

骨代谢异常示意图

补钙最好从豆制品中获得,尤其是一部分乳糖不耐受的人群。西瓜、梨、香蕉、苹果、草莓、樱桃、柑橘、橙子等钙的含量相对其他水果比较高。补钙同时一定要注意维生素 D 的补充,因为其在体内的含量直接影响钙的吸收,所以多晒太阳、增加维生素 D 的合成对补钙有十分重要的意义。钙剂和维生素 D 可以治疗骨质疏松。

除了补钙,镁、磷等其他矿物质也是骨骼所必需的成分。钙的吸收和利用主要受两个因素影响:一是维生素 D 的水平,二是磷的水平,若只单纯补钙,不注重维生素 D、磷等,仍无济于事。骨骼牙齿的主要成分是钙和磷,磷的吸收和代谢与钙相似。它们一起构成骨骼,支撑人体。在日常生活中,很多人重视补钙,往往忽视了镁。镁的摄入量偏少,会导致慢性镁缺乏,从而引起肌肉颤搐、抽筋、眩晕等。镁与钙一起补充,可有效预防及改善骨质疏松,巩固骨骼和牙齿,增强骨密度。

脊柱侧凸的诊断与评估

㉜ **先天性脊柱畸形有哪些特殊表现**？

　　脊柱畸形导致的外观改变主要有高低肩、胸廓不对称（可能导致呼吸困难）、腰背肌肉不对称、下肢不等长等。假如是先天性的脊柱畸形患者，要警惕以下表现：①出生时的下肢畸形、排便异常；②脊柱附近的皮肤出现异常的色素沉着、生长包块或毛发；③婴幼儿身体比例异常，上身过短。发现以上症状时，家长要引起重视，及时前往医院拍片观察是否存在脊柱畸形，日常生活中也要对这些症状的发生与发展多加留意。

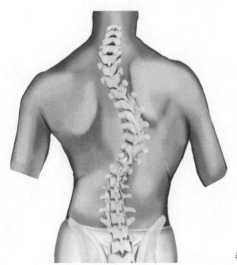

脊柱侧凸的外观表现

㉝ **脊柱侧凸患者外观有什么表现**？

　　脊柱侧凸好发部位主要有胸椎和腰椎。发生于胸椎的侧凸，可观察到高低肩现象，脊椎凸侧肩部隆起，另一侧肩部凹陷，此外左右胸廓的大小也不一致。发生于腰椎的侧凸，脊柱凸侧下腰部肌肉比另一侧会饱满很多，如果症状严重，也会出现胸腰段的凹陷。一般而言，脊柱侧凸只会在外观上造成改变，不会产生具体的症状，如腰背部疼痛等。这些症状往往是其他疾病（如肌肉劳损、筋膜炎症等）造成的，通过按摩、理疗、膏药等即可减轻症状。

㉞ 如何早期发现脊柱侧凸？

早期的脊柱侧凸没有疼痛不适，身体的外观异常也不明显，尤其是穿着衣服时就更加不易被觉察，因此大多数青少年的脊柱侧凸都是由父母在帮孩子洗澡或穿衣服时偶然发现。早期诊断、早期预防和早期治疗对于脊柱侧凸的防治效果十分明显。

对于早期脊柱侧凸临床表现相对不明显，往往会表现出以下几种外观畸形：①双肩不对称，俗称"高低肩"；②背部隆起，俗称"剃刀背"，让孩子做前弯腰动作时可观察到背部隆起，且左右隆起程度有差异；③双侧乳房不对称；④骨盆倾斜。如果出现以上几种情况，家长要引起重视，及时前往医院进一步检查是否有脊柱畸形，平时也要对这些症状多加观察。

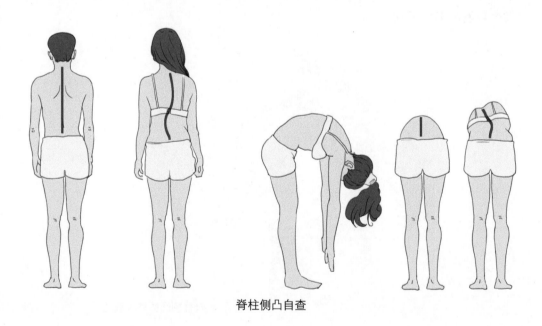

脊柱侧凸自查

㉟ 脊柱侧凸会引起疼痛吗？

脊柱侧凸患者往往在体检或洗澡时才发现自己脊柱存在问题，而非出现疼痛症状；重度脊柱侧凸患者往往因为明显的外表畸形或心肺功能影响而产生症状前来就诊，两者都说明脊柱侧凸早期并不会出现疼痛症状。对于侧凸明显的患者，往往因侧凸导致腰背部肌肉不对称，相对正常人来说更容易产生肌肉劳损、肌肉筋膜炎症等，从而反复出现背部疼痛、乏力等。由于病理性原因导致的脊柱侧凸，如脊柱良性成骨细胞瘤等，疼痛性椎旁肌肉痉挛导致脊柱侧凸，早期会出现疼痛症状。

㊱ 为什么脊柱侧凸右侧弯曲更多？

特发性脊柱侧凸，往往右凸的患者要多于左凸。有学者推测这与心脏位置有关，发育时为了避免左凸压迫到心脏，往往会出现代偿性的向右弯曲。有学者认为是人体两肺体积不等，右侧较大，造成胸廓不对称，从而产生右侧弯曲。Goldberg 研究认为，大脑半球不同的优势性造成了影响，他研究的数据发现 77.5% 的患者是右侧半球优势。也有学者认为这是身体本身的偏向性，人体的心脏绝大部分都是向左侧偏，脊柱可能本身就倾向于右偏。Kouwenhoven 的研究发现脊椎不是左右绝对对称的，T6 ～ T10 节段的脊椎向右旋的比重超过 80%，这很可能是影响脊柱右凸的重要因素。

㊲ 为什么会双肩不等高？

高低肩是早期脊柱侧凸常见的一种外观畸形。查体时双肩自然下垂，检查患者双肩是否对称，两侧肩胛下角是否在同一水平，然后让患者做前弯腰动作时，观察背部左右隆起程度是否有差异，有差异者很可能存在脊柱侧凸。但是双肩不等高并非一定是脊柱侧凸，如肩关节脱位或骨折、先天性肩胛高耸症等疾病，也会出现高低肩现象，需要进一步完善 X 线检查予以明确诊断。

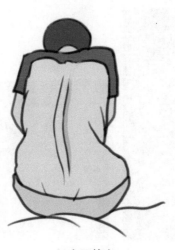

双肩不等高

㊳ 为什么会成为剃刀背?

剃刀背是指患者背部向右后侧和左前侧凸出（或相反），导致背部一侧隆起、一侧凹陷，呈现剃刀状。检查方式是让孩子裸露上身，立正站好，双手前伸并拢，然后向前方弯腰，保证双手位于身体正中线，在弯曲 90° 时即可观察到背部出现明显的不对称隆起。孩子出现剃刀背，很可能存在脊柱侧凸。剃刀背同时可能会伴有跛行、骨盆状态改变等，如果不及时治疗，畸形会越来越严重。

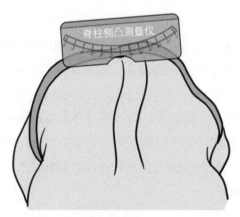

剃刀背的检查

剃刀背产生的原因主要有以下几种：①脊柱侧凸且弯曲度数较大；②存在先天性肋骨畸形，包括旋转导致畸形、胸腔大小不对称等；③脊柱存在节段的畸形或旋转。剃刀背的发生往往是以上多种因素综合作用的结果。

由于人体的柔韧性，剃刀背在症状较轻时不易被发现，骨骼发育期会因骨骼

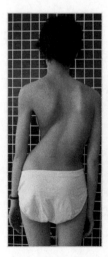
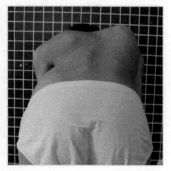

剃刀背病例

成长加速，剃刀背的症状也快速加重，速度可以快达每月 2° ～ 3°。待剃刀背症状明显时，往往脊柱侧凸的程度已经很严重了。

㊴ 为什么会导致双侧乳房发育不对称？

首先我们要知道，即使是没有脊柱侧凸的正常女性，乳房也是不完全一致的，轻微的乳房不对称属于正常现象。事实上不只是乳房，身体的任何对称性器官的形态和大小都不是完全一致的。两侧乳房大小差异在一定程度内是正常现象，是可以接受的。症状较为严重时，患者可通过整容手术调整。

除了生理性的不对称，有一些病理性情况也会导致乳房不对称。先天性的不对称往往是基因层面的影响，患儿在胚胎期两侧乳房发育的速度就不一样。等到青春期，发育第二性征时，两侧乳房对孕激素等的敏感性不同，就会造成发育速度不一致，导致一大一小。后天性的影响因素主要包括以下几类。

（1）哺乳：女性进入哺乳期后，激素促使乳腺组织增生而使乳房增大。有些女性哺乳时会侧重于单侧乳房哺乳，而非轮流使用，在哺乳期结束后，乳腺组织萎缩使乳房恢复正常大小，这时常使用的一侧萎缩程度会更大，这就导致了两侧乳房大小不对称。

（2）运动：错误的运动姿势会使身体两侧的肌肉得到的锻炼量不同，锻炼量偏大的一侧胸肌更为发达，导致外观上这一侧的乳房更大。

除了上述原因之外，很多脊柱侧凸的患者由于躯干不对称，表现为双侧乳房发育不对称。尤其是早发育、早初潮、体型明显偏瘦的患者，更容易出现一侧乳房较另一侧偏大、偏凸。很多患者照镜子时，首先发现了自己双侧乳房不对称，通过就医诊断为脊柱侧凸。所以，孩子发现自己有外观不对称后，要及时告诉父母，父母也要引起重视，及早就医排查。

㊵ 为什么会双下肢不等长？

下肢长度差异是比较常见的症状，出现长度差异的原因，可能是单侧下肢骨生长较快或生长较慢、异常缩短，也可能是同时作用的结果。当这种差异大于 2 厘米时，患者会有明显的走路高低感。下肢不等长不仅外观上不好看，由于人体具有强大的代偿功能，会对不等长进行自我修正，所以短的一侧肌肉会增强，韧带肌腱会缩短，骨盆脊柱关节会向该侧倾斜弯曲，而这些改变会进一步影响体内系统、器官，而产生各种病症。

怀疑下肢不等长时需要前往医院拍摄 X 线片测量下肢骨骼的长度，若确诊需进行病因治疗。病因治疗是去除导致出现症状的原因，所以需要配合医生，详细了解病情后才能制订针对性的治疗方案。还要考虑对生长期骨骼发育的影响。

㊶ 如何测量脊柱侧凸的弯曲度数？

弯曲度数需要在 X 线片中用 Cobb 法测量。直立位全脊柱正侧位像显示的是重力负荷下的真实脊柱形态，可在 X 线片上测量弯曲度数。分别取上位椎体上终板和下位椎体下终板的垂线的夹角，即脊柱侧凸的角度。如果存在多个弯曲，每个弯曲都要分别测量，取其中最大角度作为进展情况的代表。Cobb 角＞10°即可确诊脊柱侧凸。

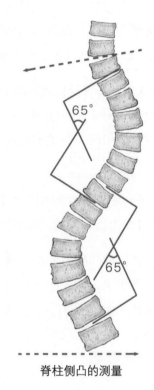

脊柱侧凸的测量

㊷ 有哪些影像学检查？

（1）X 线检查

通过不同体位下的 X 线片（正侧位、侧屈位、牵引位），查看侧凸角度、脊柱柔韧性、是否存在旋转畸形等。

・直立位全脊柱正侧位像：可拍摄整个脊椎长度，直立位（或坐位）能看到重力负荷下的真实脊柱形态。

• 脊柱弯曲像：仰卧位时脊柱弯曲，可评估此时的椎间隙活动度，便于确定手术中放置固定椎的位置，评估脊柱的柔韧度，会受麻醉药物、手术损伤和患者主观配合度差异的影响，评估效果不佳。

• 悬吊牵引像：拍摄矫形术后的效果，可提高评估效果，但不适合有颈椎病的患者或有骨质疏松的老年人。

• 支点弯曲像：患者胸弯处放置合适大小的圆形塑料筒，而后侧卧于其上。可观察侧弯处的柔韧情况，用以选择手术方案，评估手术效果。

• 斜位像：观察脊柱融合状态。

（2）计算机体层成像（CT）、磁共振成像（MRI）检查

CT 和 MRI 检查不仅可以观察椎体的平面和范围，还可观察内部脊髓情况，评估是否有脊髓纵裂、脊髓空洞症等脊髓病变。

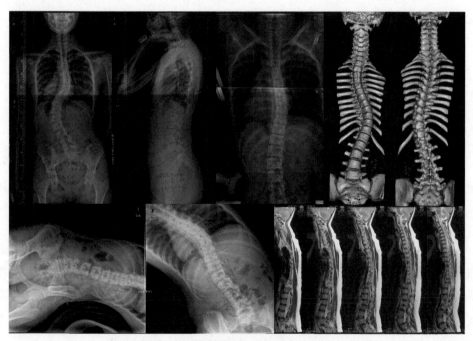

手术前影像学评估

㊸ 为什么做过 X 线检查还需做 MRI 检查？

X 线片只能看到骨骼表面存在的问题，而脊柱侧凸患者可能存在神经系统或其他系统问题。为了排除这些问题，这就需要对脊椎内部进行检查，如有无神经压迫、脊髓病变等，或者检查脊椎周围组织是否异常。传统使用的 CT 造影是有创

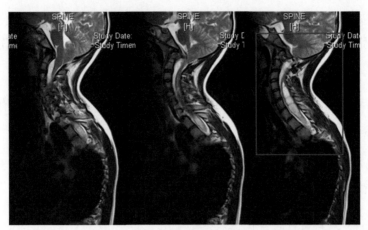

MRI 发现脊柱侧凸患者存在 Chiari 畸形合并脊髓空洞症

检查，同时具有放射性，而 MRI 不仅没有这些问题，在软组织的观察上更为清晰，且影像范围可涵盖全脊柱，已成为主流检查手段。

• 全脊柱正侧位 X 线片：评估全脊柱矢状位、冠状位方向有无侧凸及弯曲程度、椎体有无旋转、有无滑脱，并判断矢状面和冠状面失代偿情况、骨盆倾斜程度等。

• 全脊柱磁共振：判断有无神经压迫、椎管狭窄，是否存在脊髓纵裂、脊髓空洞等脊髓病变。

㊹ MRI 检查有辐射吗？

CT 有放射性，而 MRI 利用的是磁场，计算检查部位器官组织的氢原子核运动而产生图像，所以没有放射性。MRI 的安全性有目共睹，至今为止都没有因 MRI 导致损伤的案例。

由于 MRI 利用的是磁场，会对磁场内的金属产生力的作用。所以检查前需要确保身上没有携带任何金属（或含有金属）的物品。体内存在金属的，如果是维持生命必需的，如起搏器、金属瓣膜（包括弹片）等，则不能做 MRI 检查；如果是可以先行取出的，如金属假牙、避孕环等，需要先取出再检查。除此之外，孕妇需要在孕 3 个月后才能做 MRI 检查。对于用药没有特殊要求。

㊺ 为什么要做脊柱柔韧度评估？

脊柱手术是高风险、高复杂度的手术，选择恰当的方案对手术效果的影响至关重要。手术方案主要包括：入路方式（前路、后路，或前后路联合）、手术方式、融合方式和范围。而做脊柱融合手术必须知晓脊柱的柔韧性，柔韧性确定了医生在多大的范围内进行融合。

柔韧度由 Beaupere 最先提出，他认为柔韧度显示的是重力和矫形力对脊柱的作用，所以柔韧度包含两个概念：①塌陷度，指重力影响，主要是站立时重力对脊柱有向下的力，增加了弯曲角度；②还原度，指人为作用的力，力的方向是侧凸的反方向，减少了弯曲角度。

一般用柔软指数（FSC）来定量描述柔韧度，即站立位 Cobb 角减去 Bending（侧屈位）Cobb 角，再除以站立位 Cobb 角。FSC 数值越大柔韧性越好，FSC > 25% 为柔韧度较好的范围；若 FSC < 25%，同时 Cobb 角超过 70%，则称为僵硬性脊柱侧凸。

㊻ 为什么要做肺功能检查？

手术不仅是对手术部位的操作，同时也会间接影响其他脏器。肺功能检查可用以判断患者的肺功能能否耐受脊柱手术，主要考量患者的静态肺容量、动态肺容量、肺泡通气量等指标。一般静态肺活量的标准需要超过 80%，动态肺活量的标准是第一秒用力肺活量需要达到总量的 80% 以上。以上标准提示患者的肺功能足以支撑脊柱侧凸矫形手术带来的影响。

此外，脊柱侧凸的严重程度会影响肺功能的强度，一般侧弯程度越重，患者肺功能越差。

㊼ 为什么术前要填多种量表？

现代脊柱侧凸的矫形，不仅是影像学的矫形，同时也要注重患者的心理抚慰。研究表明，有些患者从 X 线片观察，显示脊柱侧凸矫正效果较好，但患者主观认为疗效不满意。例如，脊柱侧凸固定的节段越长，矫形笔直的效果越好，但是这种矫形效果通常以牺牲患者运动节段为代价，所以术后患者的弯腰角度可能减小，不能恢复良好的生活功能。另外，有些患者以解决疼痛为目的来就医，所以不仅需要矫正脊柱侧凸，还需要解决神经压迫问题。此时需要引入主观量表，科学、计量地分析患者的心理、运动功能、疼痛、社会交际及手术的满意度等，能帮助医生进行学术交流，推动学者对脊柱侧凸认知的进步。国际通用和认可的量表包括脊柱侧凸研究会患者问卷表（SRS-22）、自我评估问卷（SAQ）、Oswestry 功能障碍指数问卷表（ODI）、日本骨科协会评估治疗评分（JOA）、视觉模拟评分（VAS）等，可用于量化评估患者术前症状严重程度，判断手术疗效。

㊽ 什么是 Risser 征?

　　如何判断脊柱侧凸患者骨骼生长潜能？我们一般会使用 Risser 征这个指标，指骨化在髂棘上的移动和融合度。首先四等分髂棘，然后从髂前上棘向髂后上棘测量。尚未出现骨骺是 0 度；出现骨骺是Ⅰ度；骨骺移动小于 50% 是Ⅱ度；骨骺移动小于 75% 是Ⅲ度；骨骺移动 100% 但是未融合髂骨是Ⅳ度；骨骺融合全部髂骨是Ⅴ度。

　　了解患者骨骼生长的潜能，再结合具体情况，医生就能确定何时可以结束支具治疗。

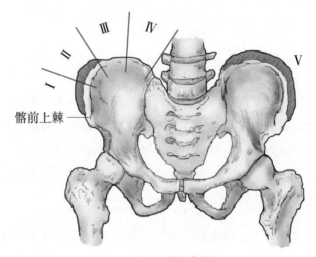

Risser 征示意图

髂前上棘

脊柱侧凸的保守治疗

㊾ 脊柱侧凸过去是怎么治疗的？

最早在希波克拉底时代就有关于脊柱侧凸的记载，当时就有采用牵引推挤法治疗脊柱侧凸的尝试。长期的医学实践衍生出各种各样的保守治疗方式及手术矫形方式。相较于这种摸索式的治疗，1895 年，放射学的发展让医生第一次能够直观地看到脊柱的全貌。

这时，真正意义上的脊柱侧凸外科治疗时代登上了历史的舞台。

• 1902 年，Lange 首创了棘突间植骨融合术。

• 1914 年，Russell Hibbs 首创脊柱融合治疗术。

• 1952 年，Cobb 研究发现融合治疗后假关节发生率仍有 4.3%，认为植骨融合在脊柱侧凸手术中非常重要。

• 1955 年，Harrington 手术首创体内置入内固定器械治疗法，提高了融合率。

• 1958 年，Moe 研究发现相较于正侧位 X 线片，拍摄 Bending（侧屈位）X 线片可以观察和评估脊柱的柔韧度及去旋转情况，对治疗效果的评价更为准确，同时提示了融合范围选择的重要性。

• 1970 年，Luque 手术创造性地利用椎板下钢丝将 L 形钢棒捆定在椎板上，第二代内固定系统的结构更加稳定。

• 1984 年，Cotrel 和 Dubousset 对之前的二维矫正进行改良，通过放置多个位置、既能产生加压又能撑开的多钩固定系统，并且附加横向连接系统增强其稳定

CD 系统的问世，带领脊柱侧凸治疗从此进入三维矫形时代！

• 2001 年，Lenke 分型的提出受到 SRS 和核心期刊的认可。

总之，20 世纪 40 年代出现的支具治疗是最为有效的保守治疗方法，推动脊柱脊凸治疗进入三维矫形时代后，后路全椎弓根螺钉矫形技术是最具突破性的手术治疗方法。

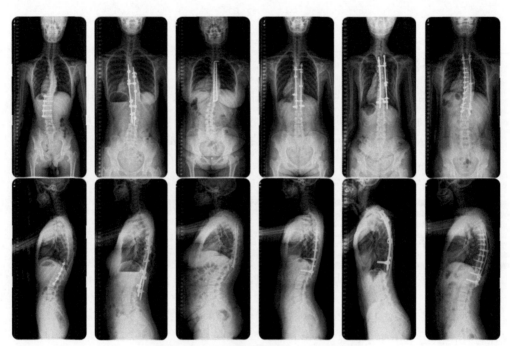

上海长海医院各型内固定治疗 10 年随访

50 脊柱侧凸有哪些治疗方法？

脊柱侧凸的治疗根据病情可采取保守治疗和手术矫形治疗。

脊柱侧凸的治疗需要考虑年龄、性别、骨骼发育成熟度和侧弯度数等因素。其中侧弯度数是治疗参考最为主要因素：① Cobb < 20°：保持锻炼，定期拍片观察；② Cobb 为 20°～40°：推荐选择支具治疗；③ Cobb > 40°，需要进行手术矫形。

20° 以内的侧弯属于轻度，采用康复训练，保持锻炼和观察即有效果。而支具适用于超过 20° 的侧弯，超过 20° 才能为支具提供矫正的空间，相反如果未达到 20°，采用支具非但达不到矫正效果，还会反过来限制运动和胸廓发育。所以推荐轻度侧弯采取康复训练即可，同时保持定期观察。定期观察的频率，13 岁之前，每 3 个月一次为宜，13 岁以后可放宽至每 6 个月一次，直至骨骼发育成熟。

脊柱侧凸的保守治疗方法较多，包括体操运动疗法、表面电刺激疗法、器械牵引疗法、石膏矫形治疗、支具治疗、观察随访、康复训练等，其中支具治疗是轻度及骨骼未发育成熟时最可靠的治疗方式。脊柱侧凸的早期，保守治疗是必要手段，通过保守治疗，可以减缓或停止侧凸的进展，同时保护胸廓的发育，防止发育过程中对身体其他系统及器官的刺激和危害。

而下列情况不适合保守治疗，需要及时进行外科手术：① Cobb 角 ≥ 40° 的特发性脊柱侧凸；②保守治疗无效且侧凸持续进展，可考虑在骨骼成熟后进行手术；③脊柱侧凸影响胸廓发育，并可造成呼吸系统及其他器官损伤。青少年特发性脊柱侧凸患者，胸弯处于 40° ～ 50° 和腰弯处于 30° ～ 40°，需要对患者的侧弯类型、生长发育状况等具体因素进行综合评估，然后决定是否需要进行手术矫形治疗。

51 按摩、牵引和整脊可靠吗？

有些患者及家长出于对医院和手术的抗拒，可能寻求按摩、牵引、瑜伽和推拿等，但是脊柱侧凸治疗历史的发展早已验证这些手段是低效甚至无效的。在大型三甲医院，已经淘汰了此类治疗手段，少数小医院、诊所还在做此类治疗，但患者的反馈往往显示治疗效果相当有限。通过按摩、牵引手段，只能够在肌肉层面产生作用，可以缓解肌肉劳损和疼痛，但是对于减缓侧弯的进展乃至矫正侧弯是不可能的。专家表示，支具治疗和手术矫形是唯一被证实有效的脊柱侧凸治疗手段，早期发现、评估和干预可以使大多数患者避免进行手术矫形，希望患者及家长不要因为发现患病而焦虑，寻求正规的治疗途径才是正确的。

近年来，整脊治疗较为流行。对于不超过 20° 的轻度侧弯，不必佩戴矫正器，单纯通过康复训练，就能有一定的效果。美式整脊和中医的正骨相类似，属于脊柱医学范畴，流行于欧美国家。美式整脊是在解剖学、生理学、影像学、生物力学的基础上，利用脊柱活化器，对脊柱进行三维层面的矫正，同时刺激神经反射，使之达到平衡状态。整脊疗法可能会改善患者背部肌肉协调性，能够对背部疼痛等症状的缓解有一定效果。但是对于阻止畸形的进展疗效不明确，对于超过 20° 的侧弯，不建议整脊疗法。

(52) 戴“背背佳”有用吗?

相当一部分脊柱侧凸患者家长相信“背背佳”广告的宣传，相信不需要前往医院，通过穿戴“背背佳”可以治疗脊柱侧凸。在我们接诊的患者中，有很多人有这样的想法。然而事实上“背背佳”只是纠正坐立姿势不良，对于姿势性驼背有一定的预防及纠正作用，但是对脊柱侧凸的矫形几乎没有作用。相反，有些程度轻微或不需要治疗的脊柱侧凸，穿戴“背背佳”反而可能产生不好的影响。所以“背背佳”不属于专业矫正支具，对于脊柱侧凸没有治疗效果。

(53) 运动疗法有哪些?

针对脊柱侧凸的运动疗法，目的在于锻炼脊柱的功能肌肉（着重凸侧的骶棘肌、腹肌、腰大肌、腰方肌），使侧凸对侧挛缩的软组织、肌肉得到牵引加强，达到双侧肌力平衡，加强脊柱稳定性。

（1）矫正体操：矫正体操不采用站立位，卧位可以减少重力负荷，更方便脊柱的放松和活动，同时可以利用自重加强肌肉的锻炼。体操的原理是使肢体、骨盆运动，对侧凸起拮抗作用。例如胸椎左凸者可抬举右上肢，即可让胸椎右凸；腰椎右凸者可提右下肢，使骨盆左倾。

寻求医生指导，选择适合自己的体操。同时在进行矫正体操锻炼时，要确保发力姿势正确，动作平稳，每个动作保持 5 秒以上，推荐每天重复 20 ～ 30 组为宜。

在整个骨骼发育期间需要保持体操锻炼；骨骼发育成熟后侧凸角度较大者应继续保持练习。在进行支具治疗、康复治疗时也要进行体操锻炼，支具治疗者可在每天脱下支具时重点锻炼，同时保持观察和定期检查。

（2）不对称爬行：不对称爬行要求爬行过程中对脊柱侧凸进行拮抗，目的在于增加脊柱柔韧性。如胸腰段左凸者，爬行时右臂动作幅度加大，向左前方用力伸，左腿则屈曲向前，剩下的左臂和右腿再小幅度动作跟上；右凸者动作相反。

（3）呼吸训练：目的在于增加肺活量。在仰卧姿势下，双腿弯曲，双手掌心向上，放于身体两侧，然后采用胸腹式深呼吸进行锻炼。

（4）游泳：可选择自由泳或蛙泳，推荐每天 1 000 米为宜。

（5）吊单杠也有锻炼效果，但是相比之前的动作需求力量更大，可自行酌情练习。

（6）牵引不具备治疗效果，仅作为辅助治疗手段运用。例如手术前，可采用牵引，使侧凸处挛缩的软组织、肌肉得到放松，减小脊髓和神经压迫，可以减小神经损伤的风险，加强手术效果。头颅－股骨牵引、头颅－骨盆牵引力度较大，常作为首选。脊柱侧凸程度较轻的，作用机制同上，腰牵或颈牵等可以达到减轻疼痛的作用，但仅是缓解作用，达不到治疗效果。

54 哪些患者适合支具治疗？

骨骼未发育成熟的特发性脊柱侧凸患者（Risser 征 0、1、2 度），适合采用支具治疗。

- 主弯 Cobb 角为 10°～20°者，可先观察为主，如果 6～12 个月内加重超过 5°，再行支具治疗（这一点有争议，以专家建议为准）。

- 主弯 Cobb 角为 20°～30°者，建议支具治疗。

- 主弯 Cobb 角为 30°～40°者，推荐立即进行支具治疗。

- 主弯 Cobb 角为 40°～50°者，存在一定争议。需要对患者的侧弯类型、生长发育状况等具体因素进行综合评估，然后决定支具治疗还是需要进行手术矫形治疗。

- 未进行其他治疗。

- 未初潮或初潮 1 年以内的女性。

注：Risser 征是一种评估骨骼生长潜能的指标。

55 如何选择支具？

矫形器种类繁多，不同类型的侧弯，不同的个体差异，都需要特定类型的支具。支具治疗侧弯原理是生物力学的三点或四点矫正规律，单纯胸腰段侧凸或腰段侧凸适用三点加力，双侧凸则需要使用四点加力，支具治疗是保守治疗的首选。

（1）矫形器选择

以 Milwaukee 矫形器为代表的颈－胸－腰－骶型矫形器（CTLSO），推荐人群：顶锥位于 T7 节段以上，Cobb 角为 20°～40°者。

以 Boston 矫形器为代表的胸－腰－骶型矫形器（TLSO），推荐人群：顶锥位于 T7 节段以下，Cobb 角＜ 45° 者，不需要固定颈椎。

(2) 矫形器穿戴注意事项

• 穿戴时长从每天 5 小时起，逐步适应，直到最终为每天 23 小时，清洁和体操锻炼在剩余 1 小时内完成，其中睡眠时间需维持在 23 小时内。

• 穿戴矫形器需要持续在整个骨骼发育期间，确保穿戴方式和时长达到要求。同时在 3 ～ 6 个月拍片复查，拍片需在脱下矫形器 4 小时后进行，首次检查如 Cobb 角不变，可改为每天穿戴 20 小时。4 个月后进行二次复查，此时拍片需在脱下矫形器 8 小时后进行，如仍无改变，可改为每天穿戴 16 小时。4 个月后再复查，此时脱下 12 小时后拍片，如仍无改变，可改为每天穿戴 12 小时。3 个月后最终复查，此时脱下 24 小时后拍片，如仍无改变可终止穿戴矫形器。注意，如果任何一次复查显示角度加重则需要恢复为每天穿戴 23 小时。

• 穿戴要求：达到规定时长，坚持矫正体操锻炼（脱下时间重点加强）。在脱下矫形器后要注意清洁，防止皮肤损伤、压疮等。

• 在发育期间，根据发育情况和病情进展，更换适宜的矫形器以求最佳治疗效果。

支具治疗是轻度及骨骼未发育成熟时脊柱侧凸患者最可靠的治疗方式，也是首选的保守治疗方法。支具治疗对一部分患者有效，可以减缓侧弯的加重，从而可以避免手术。支具治疗无法对所有患者持续有效，一部分患者使用了支具，最终还是有可能需要手术。

56 支具需要佩戴多长时间?

对于何时停止佩戴支具，以及如何去除支具目前还没有统一的观点。一般认为需要穿戴至骨骼发育成熟。目前评判发育成熟的标准有：①半年内身高没有变化；②女性患者月经已经 24 个月以上；③Risser 征Ⅳ度以上，或骨龄测定显示已发育成熟。

在支具治疗结束前，需要一段时间的过渡期，从每天佩戴 23 小时逐渐减少，但是睡眠时间需要包含在穿戴时间内，不穿戴的时间则需要坚持锻炼，过渡时间约 1 年。

57 支具治疗有哪些注意事项?

支具治疗可能的副作用包括皮肤损伤、压疮、孩子自身心理问题，以及长期穿戴导致脊柱僵硬、肌肉无力等。

穿戴支具有哪些注意事项？

• 第一次穿戴支具（每次更换支具需要同样的操作），穿戴 1 小时后，需拍摄全脊柱正位 X 线片，显示的角度就是支具的效果。如果患者感觉不适，可以及时让医生调整。如果不拍片检查，就无法得知支具的效果，患者受罪且无效，耽误最佳治疗期（注：戴着支具去拍片，而不是穿戴后脱掉去拍）。

• 支具的松紧需要适合穿戴，太紧了患者喘不过气，太松了没作用。

• 儿童患者第一次穿戴支具，应慢慢让孩子适应松紧度，以免孩子产生抵触心理，不配合支具治疗。请家长加强观察和心理辅导。

• 需要观察可能带来的皮肤问题，若受压处发红，需要使用润滑护肤产品进行保护，防止皮肤受损而影响支具的穿戴。

• 尽量保持上身内衣干燥、每天洗澡（不用沐浴露）、皮肤干净清爽、穿着比较光滑的内衣减少摩擦。

• 饮食宜清淡，营养宜均衡，忌食辛辣刺激食品。

• 穿戴时出现胸闷、呼吸困难者应暂停穿戴，请医生判断支具是否合格、是否需要调整、是否继续使用支具治疗等。

• 穿戴支具可能让患儿容易产生自卑心理，感到自己是异类，需要家长和老师及时进行心理疏导和鼓励。

• 穿戴支具需要配合适当的康复训练，防止脊柱僵硬、肌肉萎缩等。

58 什么是 Halo 牵引架？

Halo 牵引架是一种骨科牵引架，可用于上颈椎损伤和畸形、脊柱侧凸等。侧弯度数较大的僵硬性脊柱侧凸采用 Halo 牵引能够很好地松解脊柱，降低手术风险。

任何医疗操作都存在一定风险，Halo 牵引同样存在其对应的风险，包括操作过程中直接损伤硬脑膜、螺钉松动及其周围组织感染等。

脊柱侧凸的手术治疗

(59) 国内外现代脊柱侧凸治疗方式是否有区别?

随着医学技术交流发展，当前国内外对脊柱侧凸的治疗技术和治疗理论差异并不大。根据患者的具体情况，可选择保守治疗和手术矫形治疗。中国人口基数高，进行脊柱侧凸手术的患者每年大概就有几千例，有些医生每年可以做几百例脊柱侧凸手术，所以国内医生的绝对手术量相比国外医生要高出十倍左右。国外医院一般每年做几十例就已经很多了。更多的手术量带来更高的熟练度。此外，国内脊柱侧凸手术费用也比国外便宜很多，国内全部手术费用大概十几万，国外大概至少需要十几万美金，两者相差也接近十倍。

因此，很多患者不远万里来中国进行手术。近年，来上海长海医院做脊柱侧凸手

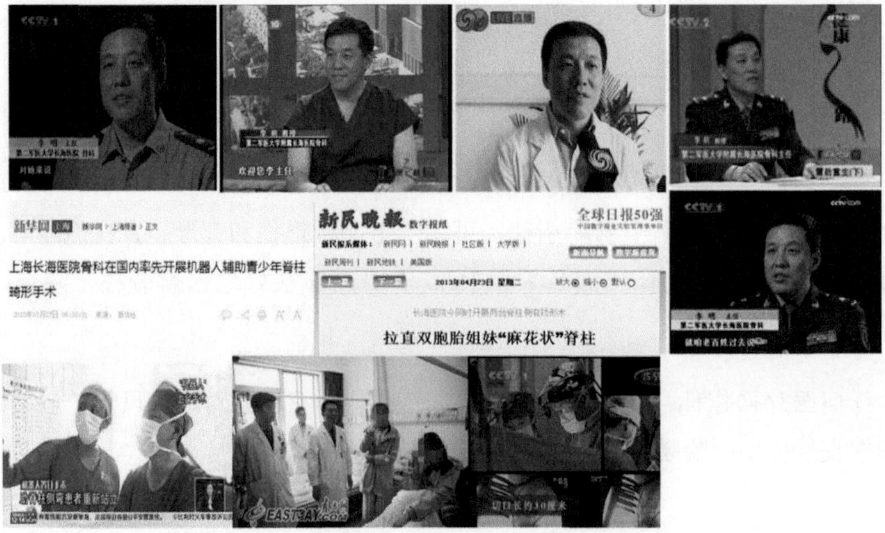

关键技术和疑难病例被 20 余家主流媒体宣传报道

术的患者，不仅来自全国各地，还有很多来自德国、加拿大、新加坡等的海外华侨。

⑩ 先天性脊柱侧凸怎么治？

先天性脊柱侧凸相比其他类型的侧凸，保守治疗的作用极其有限，几乎不能减缓和延迟侧弯的加重。由于脊柱不规则椎体和多发的肋骨畸形，可能会导致胸廓畸形，躯干的高度与比例和肺部的发育会受到影响，从而导致心肺功能障碍。因此有的患儿会过早夭折，或寿命缩短。所以对于婴幼儿时期即发现脊柱侧凸的患者，必须保持严密的观察。由于现有的影像技术对于早期的畸形椎体，不能进行有效地测量 Cobb 角，所以起病节段较为隐匿，发现时就已经较为严重，甚至脊柱已有锐利的角度。由于脊柱侧凸的病因是椎体发育异常，所以大多数支具、石膏等外固定是无效的，并且婴幼儿使用支具和石膏治疗可能还会对孩子心肺发育产生不可预期的影响。

手术是先天性脊柱侧凸的必要治疗途径。先天性脊柱畸形手术本身难度就比较高，为了避免角度加重加大手术难度，所以确诊后越早进行手术效果越好，严重患者 3 岁以上即可着手准备手术了。但具体采用哪种手术方法，应根据患者畸形的类型、畸形的严重程度、畸形的部位及患儿的年龄来决定。手术的机制是把所有导致脊柱侧凸的因素逐一改善，最大限度防止侧凸的加重，并在此基础上达到最好的矫形效果，并且将手术本身可能造成的损伤，以及对脊柱和其他系统的影响也要降到最低。

下图为一例先天性脊柱侧凸男性患者，从 10 岁开始随访了 6 年，从 10 岁的

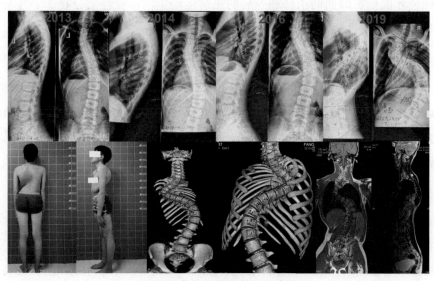

先天性脊柱侧凸手术治疗过程

28°加重到 16 岁的 98°，平均每年进展了约 10°。该患者在早期未予以重视和随访，而后侧凸迅速进展加重，导致严重外观畸形和心肺功能障碍。因此，先天性脊柱侧凸患者进展较快，需密切随访，尽早手术，从而避免手术难度加大，矫形效果受限。

⑥ 手术的目的是什么？

通过内固定和骨融合对脊柱侧凸进行矫正，目的在于减缓侧弯角度的增加，防止患者心肺功能下降，在外观上尽可能予以矫形。

此外，由于脊柱畸形矫形内固定融合手术，是以牺牲脊柱的运动节段为代价，从而达到矫形的目的，因此，矫形节段越长，矫形效果可能更直，但是，患者的运动功能可能就有所受限。尤其是人体的运动主要依赖于腰椎的活动度，这在青少年身心健康发展上是极其重要的。因此，对于青少年脊柱畸形手术，下腰椎固定的节段越少，对于术后生活质量功能的恢复可能更好。

脊柱侧凸手术常用的术式全称为"脊柱侧凸后路三维矫形融合内固定术"。"后路"指的是从背部正中线做切口。"内固定"是指在脊柱椎体里置入钛合金的椎弓根螺钉，螺钉经由钴铬合金材质的固定棒相连，这些器械埋藏在皮肤之下，一般不用取出，所以称为内固定。"三维矫形"是指钉棒固定后，通过去旋转、撑开加压等技术最终实现将脊柱变直，这是三个平面的矫形。然后"融合"是指植骨融合，在矫形后把椎体骨面的表层骨皮质去掉，暴露出其下的骨松质，骨松质具有较强的成骨能力，把自体碎骨或人造材料种在骨松质上，能够达到骨性融合成一体。钉棒系统的固定力量可在短期内提供强力矫形效果，但只有脊柱最终的骨性融合才能抵抗时间的消磨和今后的正常运动生活。骨性融合在 3 个月左右即可初步见效，1 ～ 2 年可最终完成融合。

⑥ 脊柱侧凸手术是怎样做的？

通俗来讲，脊柱侧凸矫正手术是先暴露脊柱，然后再用器械对脊柱侧凸进行矫正，固定后在脊柱表面植骨，让这一部分弯曲的脊柱融合从而变得更加稳定，提高患者的心肺功能，并阻止病情进展。

就好比看到路边有些树长歪了，可用木棒及支架支撑，然后用绳子加固。柔韧性好的小树苗可以顺着木棒笔直地向上生长；即将倾倒的大树经过支撑，仍然可以屹立在风雨之中。这种固定方式就是早期的脊柱畸形手术方式。随着技术的发展，效果更好、更稳定的全椎弓根螺钉取代了钢丝，大大降低了手术的风险，提高了脊柱侧凸患者的手术矫形质量。对于一些程度严重、情况复杂的脊柱畸形，外科医生探索并开发了截骨技术，可以使畸形更严重的患者得到满意的矫形效果。

㉖ 手术可以让脊柱完全变直么？

手术的矫正效果根据患者的病因、年龄、侧弯角度及脊柱柔韧性的不同而有所差异。一般来说，手术的矫正率为 50%～90%。目的在于阻止侧凸的加重，改善患者心肺功能及外观。部分侧弯度数大、脊柱僵硬的患者不宜过度矫正，否则可能会引起神经损伤，严重者甚至可致瘫痪。

脊柱侧凸手术矫正后的效果和矫正前的度数大小成正比，柔韧度也是重要因素。一般而言，12～13 岁柔韧性较好，手术矫正的效果也较好，也是手术的最佳年龄。对于脊柱侧凸严重、柔韧性差的患者，手术矫正程度只能达到 50%，而柔韧度好的、侧弯程度较低的却可达 80%～90%。

㉗ 脊柱侧凸手术的风险有多高？

脊柱侧凸手术是四级手术，手术风险包括：①螺钉损伤邻近结构：脊髓和神经损伤、椎旁动静脉损伤、胸膜损伤、腹膜后血肿、脑脊液漏等；②上棒矫形造成脊髓牵拉；④切口相关并发症：感染和不愈合等；④术后假关节、内固定断裂等，好发于截骨部位和腰骶段；⑤内固定交界区后凸畸形，包括近端交界性后凸和远端交界性后凸；⑥近端或远端冠状位畸形加重；⑦手术相关的其他风险。不同风险发生率存在差异。随着导航设备等手术器械的发展，降低了螺钉直接损伤邻近结构风险。同时对脊柱力线研究的深入，当前术后远期风险也逐渐降低。所以脊柱侧凸手术的风险相对可控，患者对手术满意度不断提高。

㉘ 成人脊柱侧凸什么时候需要手术？

虽然成年后脊柱生长停止，但是脊柱侧凸仍然会继续进展，尤其是 Cobb 角 50°～75° 的胸椎侧凸进展最明显。此外，骨质疏松、椎旁肌肉脂肪变、椎间盘退变和关节突不对称退变都可能导致侧凸进展。因此，对于 Cobb 角较大、进展风险较大的畸形患者同样需要手术矫形。当脊柱侧凸导致严重躯干失平衡、神经压迫和背部顽固性疼痛时，建议手术解除相应症状。

根据患者病情，选择适当的手术方式。对于轻症患者，可行单纯神经阻滞术；对于畸形稳定、以神经压迫症状为主的患者，可行椎间孔镜减压术或者短节段减压融合内固定术；对于合并脊柱失平衡、腰椎曲度差的患者，可能需要长节段矫形内固定治疗。

⑥⑥ 特发性脊柱侧凸能否成年后再手术？

对于需要手术治疗的特发性脊柱侧凸，推荐在脊柱发育高峰期（10～20岁）接受手术。而女性患者这一时期在初潮后才来临，所以推荐在初潮后接受手术。如果错过这个时期，侧弯角度会大幅度加重。具体原因有以下几点：

• 现阶段的医疗水平是不能完全矫正脊柱侧凸的，虽然手术技术革新发展在不断提高手术矫正率，但是术后治疗效果依旧和术前侧弯角度密切相关。早期进行手术，脊柱的结构与发育成熟时相比是比较柔软的，侧弯的角度也比较小，这对于手术是有利条件，相应的风险、并发症也相对较少，矫正效果也较好。

• 侧弯角度不断增加，机体自身会加大代偿力度，由此产生的邻近节段的弯曲也会不断加重、僵硬。等到发育成熟再手术时，融合范围就需要延长，带来的结果是手术创伤更大、出血更多、手术风险更大，同时术后脊柱活动度及生活质量更低。

• 术后的康复时间往往需要6个月甚至更多，相较于成年人，青少年的康复能力更强，而且没有家庭、事业方面的压力，也不会耽误学习。

因此我们推荐特发性脊柱侧凸患者早期开展手术治疗。

⑥⑦ 女性患者月经期是否能做手术？

非急诊手术一般都要避开女性患者月经期，主要是出于对患者健康和手术安全的考虑。经期过程中，血液中活化物质增加，凝血因子减少，机体凝血功能下降。在手术过程中会增加出血的风险，加大原本的出血量，这会直接干扰手术效果及缝合效果。在手术后，经期血流不畅，凝血功能差，会导致切口的难以愈合，增加恢复所需时间，带来的风险也更大。另外，经期患者免疫力会大幅降低，术中感染的风险加大，可能导致一系列威胁生命的症状。

对于因各种原因需要择期住院手术的女性患者，作为本人或家属，在做各项准备时，尽量避开"月经期"。

⑥⑧ 进口和国产材料哪个更好？

脊柱内固定所需的器材包括椎弓根螺钉、生长棒、人工椎体、钛网、椎间融合器和钛板等。不论是国产还是进口产品，都是用钛合金制作的，甚至一些进口产品用的也是国产的钛合金，所以在材料上是一致的。

在治疗效果上，进口和国产的内固定器材相容性都很好，都可以直接进行 CT 检查。两者的差别主要在工艺上，进口器材发展程度高，器材更为精致，国产器材相对比较粗糙，当然相应的进口器材的价格也要高出许多。两者虽然有差异，但是都可以保证治疗效果。两者各有优点和缺点，应根据患者的病情或者需求来使用，不一定进口的材料就最好，我们国产的部分品牌也可用于脊柱侧凸矫形手术。相对于器材的选择，选择高技术的医生和正确的手术方案更为重要。

⑥⑨ 手术大概需要多少费用？

国内脊柱侧凸手术发展已经较为成熟，人们对于脊柱侧凸能不能治好的担忧已逐渐降低，而更加关注手术费用。虽然人民的生活水平都有了很大的提升，但是对于治疗脊柱疾病还是有所担心的。因为相较于其他疾病，脊柱侧凸的治疗费用较为昂贵，尤其是手术治疗。

脊柱侧凸手术治疗的花费在不同地区各有差异，一般与侧弯的类型及严重程度有关。这里我们提醒家长和患者，不要相信不正规的宣传、偏方等，不仅无效，反而会花冤枉钱。一旦发现脊柱侧凸需要手术且进展较快者，建议尽早进行手术，因为随着时间的推移，脊柱侧凸会加重，内固定的节段和范围就可能需要延长，从而提高了手术的费用。侧弯较小的脊柱侧凸治疗起来是比较简单的，如果患者柔韧性好，矫形的效果也较好。因此，手术治疗的最佳时机应该是患者和家长需要着重注意的。

一般来说，侧弯患者住院手术治疗的总费用需要 10 万 ~ 20 万元。入院后，医生会根据不同的个体情况，进一步完善摄片检查再进行评估，制订合理的手术策略，这时就可以估计较为精确的手术费用。术前医生还会根据患者家庭的经济情况来进行术前谈话，可以由患者和家长一起来选择适合的手术方式和内固定材料。

⑦⓪ 手术前需要做体能准备吗？

术前锻炼可以使手术具有更好的身体基础，推荐提前 1 ~ 2 个月进行一定的肺功能锻炼，肺功能受限者尤其需要。比如可以爬楼、慢跑、游泳等，每天进行 2 ~ 3 次，每次运动量大致相当，如慢跑需要 1 000 米左右，爬楼则需要 20 层。

呼吸困难者可进行吹气球练习，在练习时尽可能用最短时间将气球吹破。

⑦ 手术前需要做营养准备吗?

除外少数特殊情况的患者，饮食一般没有限制。手术前加强营养的补充能够带来更好的身体基础，可以更好地应对手术过程中的消耗，对于手术带来的损伤，身体越好，术后的恢复速度自然就越快。而且脊柱侧凸手术属于大型手术，带来的创伤自然很大，所以对于加强营养的需求也更高，推荐适量补充蛋白质和维生素。

• 补充高蛋白质：蛋白质是人体不可缺乏的能量物质，多吃高蛋白质的食物可以加强能量的储备，增加体力。术后可以避免体力不支，加速损伤恢复。推荐各种禽蛋类、牛羊肉类、豆制品、牛奶等。

• 补充维生素：维生素在各种功能反应中都是不可或缺的，维生素 C 能加速止血、加速创口愈合，维生素 B 能保证代谢功能的稳定等。推荐补充各种水果、蔬菜等。

如果患者有其他疾病，比如肺炎、肠炎等，要尽可能治愈这些疾病，减少手术出现感染的可能。

⑦ 脊柱畸形手术采用全身麻醉还是局部麻醉?

脊柱侧凸手术一般在全身麻醉下手术。

• 局部麻醉一般是在患者清醒时，将麻醉药物注射到需要进行操作的部位，利用药物阻断这个部位的神经感受，被麻醉部位就不会有疼痛感，而患者的意识依旧是清醒的，其他部位的感觉依旧是正常的。但是局部麻醉只限于手术范围小的局部手术，如活检、小组织切除、表皮操作等。

• 全身麻醉则是通过注射或者吸入麻醉药物，直接对中枢神经系统进行阻断，这个状态下人是没有意识和感觉的，肌肉处于松弛状态，需要通过气管插管进行辅助通气。相比局部麻醉，全身麻醉适用于手术时间长、手术范围大的手术。同时全身麻醉的风险相比局部麻醉也要高出很多，需要由专业的麻醉医师进行全程监护。

局部麻醉一般使用单一药物即可，而全身麻醉则需要联合使用多种药物，以达到最佳效果。麻醉药物主要包括以下几种：①全身麻醉剂，提供镇静、催眠的成分（如丙泊酚）；②阿片类或其他镇痛药物，提供镇痛成分；③肌肉松弛药，提供手术中需要的肌肉松弛。

麻醉医师需要在术前对患者进行评估，选择最佳用药方案，在手术过程中对患者进行全程严密监护，应对可能出现的突发情况。在术后还要监护患者的复苏过程，直至患者安全脱离麻醉状态。所以患者及家长一般不需要过于担心麻醉的风险。

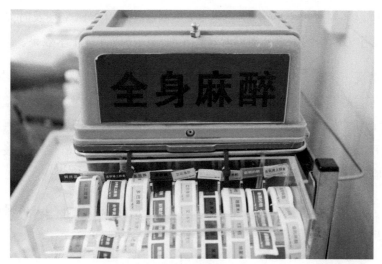

全身麻醉

⑦ 全身麻醉的流程是什么？

手术前麻醉医生会进行术前访视，访视内容包含：患者的既往身体情况（如既往病史、手术史等），目前的身体状况及用药情况（如有无高血压、糖尿病、冠状动脉粥样硬化性心脏病等合并症，以及其严重程度），根据辅助检查结果判断目前器官功能状态，观察是否存在困难气道（困难气道是指全身麻醉后发生气管插管困难，麻醉医生通常会根据患者张口程度、下颌形态等进行判断），告知麻醉风险并让患者签署麻醉同意书。其访视目的是为了制订个体化的麻醉方案。

当患者正式进行手术时，麻醉医师会首先接入监护设备，监测心电图、血氧饱和度、血压、心率等。监护仪显示生命体征正常后，麻醉医师会告知开始麻醉，然后开始用药。患者的意识在全身麻醉药物进入体内很快就消失了（睡着了），紧接着行气管插管，目的是维持手术过程中正常的呼吸活动，然后手术医生开始手术。麻醉医生在整个手术期间会观察患者生命体征，并通过多种方式将其纠正至正常水平，并联合运用麻醉药物来维持全身麻醉状态。手术结束后，患者会经历一段全身麻醉苏醒期，待患者苏醒良好达到拔管要求后，经过麻醉医师的拔管并观察后即可回到病房。

❼❹ 全身麻醉有风险吗？

麻醉作为医疗的一部分，存在一定的风险，如很多全身麻醉药会影响患者的呼吸、血压等，对心肺功能也有一定的影响，但所有的麻醉措施都是经过长时间的研究和许多临床试验验证的，对于麻醉的不良反应，麻醉医生也有较完整的应对措施，所以不用太担心麻醉的风险。在手术过程中麻醉医生会及时关注患者的情况，根据主刀医生的需求，对麻醉进行及时的调整以保证手术效果。

通常情况下，麻醉风险与患者的合并症及严重程度、器官功能状态、年龄、手术类型等有关。如 30 岁身体健康的青壮年进行一般手术时，麻醉风险很低；而 70 岁合并严重高血压或糖尿病等、存在心脏功能降低的老年患者，在手术过程中可能会出现心血管系统的剧烈波动而发生威胁生命事件，麻醉风险就很高了。所以手术前麻醉医生会进行术前访视，并和患者沟通麻醉风险事宜。

综上，全身麻醉固然存在一定的风险，但是正确恰当地使用，可保证手术顺利进行，患者不能盲目乐观也无须过于担忧。

❼❺ 全身麻醉会影响小儿的智力吗？

家长最担心的问题是小儿进行全身麻醉是否会影响学习和记忆能力？关于这个问题，多项国际大样本、多中心临床研究结果显示：3 岁以前的小儿接受单次全身麻醉并未导致整体智力的缺陷，只有接受多次大剂量全身麻醉才有可能会影响小儿问题处理速度和精细运动协调性。进行脊柱畸形手术的群体大部分为青少年，麻醉是否会对青少年的神经、记忆能力造成不良影响，目前并没有研究证据支撑。

❼❻ 什么是神经电生理监测？

外科手术的一大风险就是可能损伤各处的神经，因为神经过小且不易发现，一旦损伤可能造成很严重的后果。肉眼很难发现的神经，神经电生理监测就可以通过对神经信号采取监测，当神经受到损伤时，仪器就可接收到信号，并及时提醒主刀医生，采取有效措施减少对神经的损害。

这项技术运用了神经电生理和血流动力学监测技术，在逐年的使用和改进中已经成为一个较为成熟的术中监测系统，同时也是目前唯一一项可以在术中实时

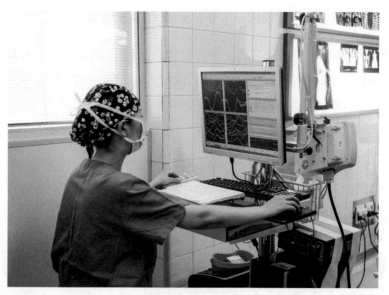

神经电生理监测

监测神经系统的手段。

⑦ 什么是唤醒试验?

唤醒试验,主要是通过对患者术前宣教,术中减浅麻醉深度,让患者配合术者的指令进行活动,从而判断患者是否出现运动功能的损伤。该方法曾是脊柱外科手术中评估运动功能完整性的经典方法,但是应用上有诸多不便,如不能进行术中的连续监测,术中需要麻醉唤醒,可能发生脱管、感染、知晓等意外。而且,其结果的准确性依赖术中麻醉的清醒程度,所以相对而言结果客观度不高。此外,由于术中减浅麻醉,又带给患者极大的痛苦。对于一些特殊患者(如精神障碍者、听力障碍者、小儿等)也不能使用。

⑦⑧ 手术需要输血吗?

手术是否需要输血取决于患者的情况,如果老年人、伴随疾病较多且术中容易出现失血较多,可能需要输血;而青少年一般身体功能良好,且在术中出血较少,在患者病情稳定的情况下,可不输血。在脊柱矫形手术中,正常程度较轻的手术平均出血量为 100 ～ 400 毫升,并不需要输血。如果病情复杂需要截骨的手术,手术平均出血量为 800 ～ 1 000 毫升,同时截骨手术需要引流部分血液以避免术后水肿和压迫,所以一般要输血,输血可以结合自体取血、血液回输等手段。

目前很多人对输血存在误区，主要表现在以下几个方面。

· 误区一：输血可以增加营养、强身健体。流行于 20 世纪的"打鸡血"早已证明输血不仅无效，反而会增加感染或过敏的可能。输血属于外来物质，对自身内环境的稳态也是一种破坏。所以不推荐随意输血。

· 误区二：O 型血是"万能血"。"万能血"是早已证伪的陈旧观念，但是不少电视作品仍旧在进行错误宣传。目前我国输血规范明确表明，O 型血给其他血型输血，必须做交叉配血试验。这是因为 O 型血也会和受血者体内的血液发生凝集反应，可能危害生命。

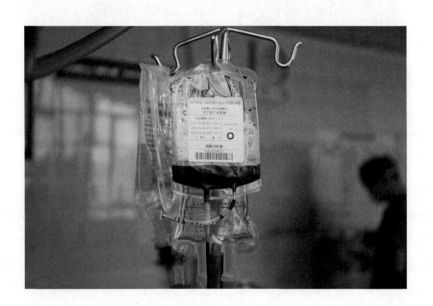

㉙ 什么是成分输血和自体输血？

传统的输血、献血方式是直接从血液中抽取，不做其他加工，输血时直接输入患者血管内。成分血则是利用技术手段，将全血分离成为单独的成分，如血浆、红细胞和血小板等。与全血比较，成分输血有以下优势：针对性输血，缺什么成分输什么，减少不良反应，同时也提高了血液的利用率。

自体输血则是考虑到输入他人的血液或者血液制品可能带来的不良反应，在手术前提前从自己身上抽取血液并储存，然后在手术中根据需要回输。分为稀释式、贮存式和回收式。因为输的是来自自身的血液，所以基本可以避免不良反应或血液传染病的出现。如果术中需血量大，可以对血液先稀释再输入。另外有的装置可以收集患者在手术中流出的血液，然后进行过滤，在需要时就可以立刻进行回输。既提高了安全度，又降低了成本。

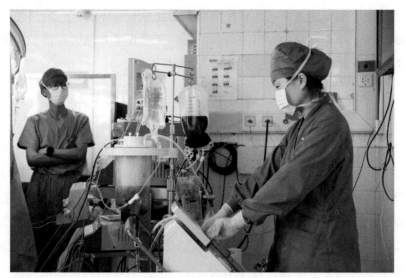

自体输血

⑧⓪ 患者及家属应该怎样配合医生进行输血？

输血前医生会询问患者详细病史，包括以往是否输血、是否有过输血反应，患者要如实告知，并且配合医生做血型测定，让医生掌握真实的情况。

抗体筛查试验可以检测出是否含有红细胞血型抗原，可提高临床输血安全性，对于容易出现输血问题的患者，需要进行抗体筛查试验。

医生会根据患者具体情况，预估输血量和选择输血方式，与患者沟通后请患者签订《输血治疗知情同意书》。患者需要了解清楚后再签字，输血后可能需要留观以避免可能的风险。

⑧① 什么是脊柱畸形的前路手术？

脊柱畸形的前路矫形手术即从脊柱前方入路进行矫形的手术方式，经腹部从脊柱前方应用椎体螺钉直接进行椎体固定，通过预弯棒的旋转将冠状面的畸形直接转换成脊柱矢状面的生理弯曲，同样可以实现脊柱畸形的三维矫正。但是由于脊柱特殊的解剖结构和手术要求，脊柱前路手术面临的临床问题较后路手术更多，手术难度更大，手术风险和并发症也更高，制约和阻碍了脊柱前路手术的开展与进步。伴随着胸腔镜和腹腔镜手术技术的成熟，有大量学者报道过应用胸腔镜和腹腔镜进行脊柱前路手术矫正畸形的病例，此类微创手术具有减少开胸和开腹手术并发症、减轻术后疼痛、切口微创、出血量少等优点，但胸腔镜和腹腔镜手术仅适用于轻、中度脊柱侧凸，以及肺功能正常或轻度限制性通气障碍的患者。未来胸腔镜和腹腔镜可能更多用于脊柱前路和后路联合手术，通过前路松解和后路固定，既发挥了腹腔镜手术入路的微创特性，又避免了单纯胸腔镜和腹腔镜手术操作复杂性、手术时间长和并发症发生率高等缺点。

㉘ 什么是脊柱侧凸后路矫形手术？

脊柱侧凸是脊柱序列的三维畸形，包括脊柱冠状面弯曲、矢状面失衡和椎体的轴位旋转。根据脊柱侧凸的解剖学特点，近代脊柱矫形外科提出了脊柱前路、脊柱侧路、脊柱后路及各类联合入路的手术方式。随着矫形技术和理念的进步革新，在脊柱侧凸矫正中后方入路手术逐渐成为主流。顾名思义，脊柱侧凸后路矫形手术是从脊柱后方入路进行手术，依次切开脊柱后方皮肤、筋膜和肌肉组织，进行骨膜下剥离充分暴露脊柱骨性结构，应用各种脊柱内固定器械（包括椎板下钢丝、椎板钩、椎弓根螺钉、骨皮质螺钉等）从椎体后方进行椎体节段的固定或融合。其中椎弓根螺钉的应用可以实现脊柱椎体的三柱矫形，大大改善了后路手术的矫正率，结合应用各种方法可以进行侧弯矫形、矢状面重建、椎体去旋转，从而尽可能恢复脊柱正常的序列。并且通过椎体后路广阔的椎板间、横突间植骨槽进行广泛的植骨，从而实现后路的坚强融合，达到理想的侧弯矫正效果。

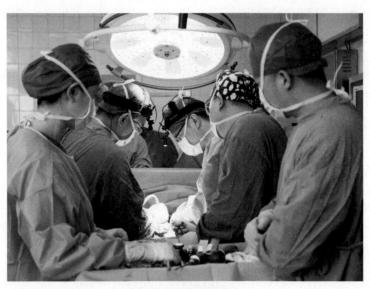

脊柱侧凸后路矫形手术

㉙ 什么是半椎体切除手术？

正常的脊柱是左右对称，由椎骨借椎间盘、关节及韧带紧密连结而成，维持人体正常姿势。如果某一节椎体的半边有异常或者先天发育不良，那么椎体承受

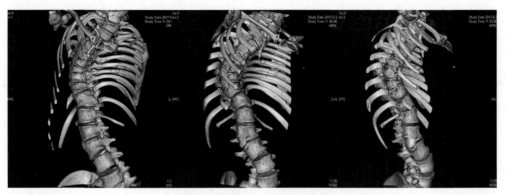

先天性脊柱侧凸三维 CT 重建

的力量就不对称，久而久之就会出现脊柱侧凸，这是先天性脊柱侧凸的常见病因。半椎体切除手术就是去除这一半不正常的椎体，然后对脊柱进行固定，去除病因后脊柱就得到了矫正。

⑧④ 什么是生长棒技术？

生长棒技术是医生针对早发性脊柱侧凸的患者而设计的，一般适用于 10 岁以下的患者，因为该年龄段儿童的身高、骨骼、肌肉等还在处于生长状态，尤其是心肺功能尚未成熟。如果采取矫正融合，相当于固定住了躯干，对孩子的发育有很大的负面影响。放置生长棒后行矫正的同时，如果在规定的时间内患者情况达到要求，就可以再通过手术延长支架，等患者年龄到了 12 岁或 13 岁以后，再实行矫正融合手术，这样在保证手术矫形效果的同时，兼顾了患者的生长发育及心肺功能等。

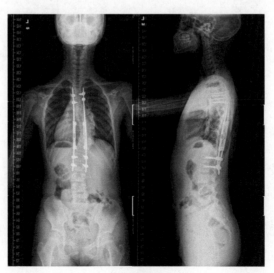

生长棒手术

㊄ 什么是脊柱 3D 打印?

目前的技术手段可对脊柱进行全方面成像,然后在计算机中构建 3D 模型,根据此模型模拟进行预手术,比较手术方案和效果的优劣。一些复杂手术(如截骨手术)预手术的重点在于确定截骨线,在计算机上构建的模型虽然可以进行模拟,但是脊椎结构过于复杂,不仅有个体间的差异,而且脊柱侧凸手术往往会有畸形形变,这些复杂的畸形情况在计算机上的三维显示是不够清晰的,主刀医生并不能有很精确的观感。

而 3D 打印出来的实物模型可以直接触及,可以感受到结构的具体信息和结构间的相互影响,而预手术也不仅仅限于口头和纸面讨论,可以使用需要的器械、截骨导板在实物模型上进行直观的模拟操作,这样就能找到最佳的截骨线,保证手术的最佳效果。在减压、开窗、置入器材和植骨等技术方面都是相同的理念。

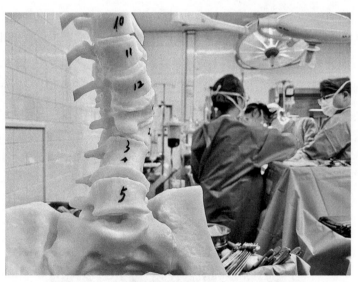

3D 打印的脊柱模型

㊅ 什么是导航微创手术?

导航微创是最近的一项创新性技术,可以有效减小切口大小,同时进一步降低风险,90° 以下的脊柱侧凸都可以使用该技术。

传统的脊柱矫形手术通常需要大切口暴露脊柱,然后医生根据解剖标志确定需要置入螺钉的位置,切口越大,出血和感染的风险就越高。而导航微创技术的创新是在手术中引入实时 CT 扫描,可以隔着皮肤和肌肉直观地看到结构的位置,

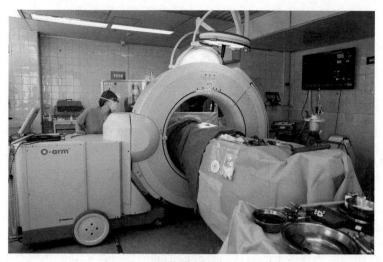

导航微创手术

这样就可以把切口减少成 3 个 5 厘米大小的小切口。同时相比传统手术的肉眼观察，导航技术对血管和神经的位置暴露更为准确，这就减少了手术不小心损伤神经和血管的风险。另外传统手术很难对颈椎侧凸进行矫正，导航技术的出现大大降低了置入颈椎椎弓根钉的难度。

87 导航手术与机器人手术有什么区别？

如果是先天性或椎体椎弓根发育异常等病情复杂的患者，可选用导航或机器人辅助手术。导航和机器人是两种不同的概念，导航相当于医生在操作的时候可

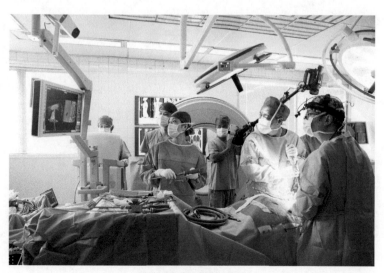

脊柱侧凸的导航手术

以进行实时的观察，根据观察到的情况对手术操作进行及时的调整。而机器人是医生根据术前的检查，预先设定好操作方案，然后机器人百分百根据方案来自动进行操作。导航和机器人都是创新性的技术，在未来大有可为。

美国食品和药品管理局（FDA）认可的机器人包括达·芬奇手术机器人和Mazor手术机器人。后者具有误差极小、准确率极高的优点，而且应用手术例数多达两万多例，比较成熟。上海长海医院在国内率先使用机器人技术对脊柱侧凸患者进行治疗，已有20多位患者成功接受治疗并接受随访，疗效都非常好。

88 未来的诊疗方式会有哪些变化？

随着时代的进步与技术的革新，脊柱畸形的诊疗也在不断的进展，无论是从最早的 King 分型到最新的矢状位分型，还是从最初的 Harrington 棒技术到目前普遍流行的椎弓根螺钉技术，新的理念和器械为脊柱畸形的诊疗注入了新鲜的活力，也让更多的患者接受了更好的救治。未来是属于人工智能（AI）的时代，医学领域发生着天翻地覆的变化。目前，机器人已经可以比医生更快、更准确地识别肺癌等疾病，能够在手术过程中更好地引导医生作出更为准确的操作，同时也能更好地规避术后并发症，帮助患者获得更好的疗效。对于脊柱畸形而言，同样也将受到 AI 时代的引领，在筛查、诊断、分型、治疗、预后及并发症预测等方面有新的突破。

例如，今后患者无需前往医院，只需要通过手机对自己的背部拍个照片上传

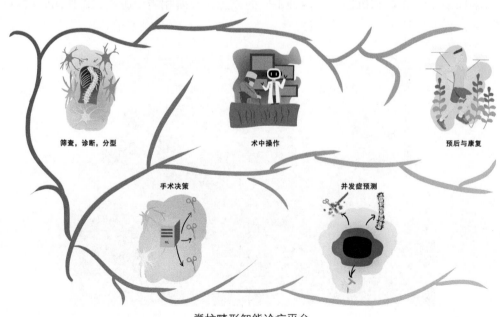

筛查，诊断，分型　　　术中操作　　　预后与康复

手术决策　　　并发症预测

脊柱畸形智能诊疗平台

到云端，就能知道自己是否有脊柱侧凸及侧凸的程度。这时，智能助手就会罗列出离家最近且最好医院的专科医生作为患者的就医参考。就医过程中，医生可通过智能平台为患者演示疾病的发生和发展过程，为患者制订个性化的诊疗方案。如果需要手术，AI后台可根据患者的性别、年龄、身高/体重、血液指标及影像学资料等，制订最佳的手术方案，同时根据以上指标预测手术的并发症并及时提醒医生。手术过程中，手术机器人将帮助医生更准确地进行置钉与矫形，从而避免了诸多"手术失误"。手术后，医疗管家会对术后饮食及康复进行规划与指导，

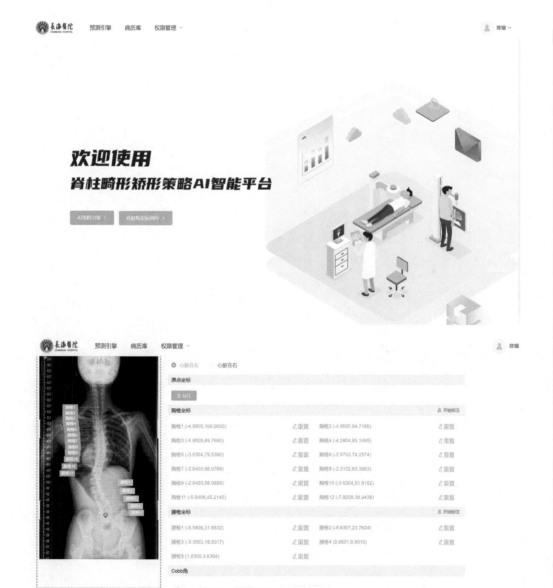

上海长海医院多层深度网络模型

并在出院后能够及时跟踪患者的健康情况。这可能就是脊柱畸形诊疗领域的发展方向，也是脊柱外科医生期许的未来！

随着人工智能的不断兴起，脊柱畸形的诊疗已逐步趋于准确化、智能化。上海长海医院骨科研发了多层深度网络模型具有良好的预测效果，并且在未来将随着样本量的增多而不断优化预测的结果。未来患者和家属在手术之前就能够更为直观地了解到手术需要从哪里做到哪里，手术之后会有什么样的效果，这无疑是畸形患者的福音。

脊柱侧凸的术后康复

⑧⑨ 术后整个康复过程是怎样的?

(1) 术后第 1 天

• 卧位为主，定时翻身，平卧及侧卧定时交替。翻身时应保持头颈、脊柱成一直线呈轴向翻身，避免躯干扭转。

• 开始四肢肌力舒缩锻炼，如握拳、松拳等。

• 在疼痛耐受的情况下开始直腿抬高运动，即保持上半身的挺直，缓缓将一侧下肢抬起，然后慢慢放下，两侧下肢轮流抬高。

(2) 术后第 2 天

• 开始肺功能训练（如吹气球），以促进肺功能恢复、改善呼吸运动，预防肺部并发症的发生。

• 术后 1 ～ 2 天，患者易腹胀，应保持流质饮食，加强肠内营养支持。

(3) 术后第 3 ～ 6 天

• 加强床上肢体功能锻炼：颈部运动包括前屈后伸、侧屈侧旋、耸肩活动；双上肢做主动和被动运动，以肩关节为主，进行上举、外展、外旋活动；双下肢运动主要包括直腿抬高和外展活动，以及膝、踝关节的屈曲运动。这些运动有利于促进血液循环、增强肢体肌力。

• 拔除引流管后，鼓励尽早下床活动。可在支具保护下下地行走，下地前需在床边坐 5 ～ 10 分钟（卧床时间长可能会有头晕症状）。

- 增加饮食量，逐渐恢复正常饮食。

- 复查全脊柱 X 线片。

- 出院回家。

(4) 术后 1～2 周

- 以卧床休息为主，佩戴支具后训练下床及起立活动。生活基本自理，可以在穿戴支具条件下自行坐起吃饭和如厕。

- 术后 2 周左右，伤口愈合后可拆线。目前，我们多采用伤口皮内缝合技术，不需要拆线，伤口愈合后就是一条线，较为美观。

- 加强营养。

(5) 术后 2～12 周

- 以卧床休息为主，佩戴支具下床活动。

- 逐渐适应行走、爬楼梯甚至乘车等日常活动。

- 为预防内固定物移位或断裂，保持正确的坐姿，不做上身前屈动作，且上肢禁止提拉重物，避免弯腰或扭腰活动。

(6) 术后 3～6 个月

- 根据复查结果，在医生的指导下去除支具。

- 拿、提、拉重物不宜超过 5 千克。

- 可逐渐做一些轻松的家务劳动。

- 可做一些缓慢轻柔的运动（如游泳），但不宜参加跳水、潜水或其他剧烈运动。

- 避免上身过度前屈活动，尽量减少脊柱活动（向前、向后及两侧侧屈），避免碰撞等。

- 严防摔倒外伤。

(7) 术后 6～12 个月

可逐渐恢复体育活动，如快走、慢跑、跳舞等，但不宜参加接触性体育活动

(如各类集体性球类活动等），避免外伤。

（8）术后 1 ～ 2 年

可进一步恢复体育活动，如骑车、打网球、打高尔夫等，但不宜参加竞争性剧烈体育活动，避免外伤。

（9）术后 2 年后

•恢复正常的生活和工作。

•终身避免剧烈的对抗性运动及冒险性的体育活动（如跳伞、蹦极等）。

•避免过度劳累、长时间伏案工作及重体力劳动。

•避免外伤：摔伤、扭伤、撞击等。

（10）随访

•术后 3 个月、6 个月、12 个月、24 个月、36 个月及 48 个月随访。对于儿童及青少年患者，在年满 18 岁以前，每年均需要复诊。

•评估身体外观，复查全脊柱 X 线片。

⑨ 术后如何搬运和翻身？

（1）术后搬运

患者手术返回病房向病床上转移时，由麻醉医生、管床医生及病房护士一起将患者身体保持水平位，安全搬运至病床，避免脊柱扭转。同时在搬运过程中应防止导管滑脱、扭曲及打折。

（2）术后翻身

术后患者的脊柱不稳定，且被限制活动，需长期卧床，故易产生褥疮。实践表明，勤翻身是预防褥疮的有效方法。正确的翻身方法有利于手术预后和患者恢复。

以下介绍几种翻身操作过程中的注意事项：

•保持脊椎稳定：即翻身时保持脊柱呈一水平位，防止因操作不当导致脊椎扭转、滑脱、移位。

• 减少不必要的翻身：抓住翻身的机会给患者进行擦澡、换药、注射等操作。

• 定时翻身：建议白天每 2 小时进行一次翻身；夜间可适当减少翻身次数，以保证患者睡眠质量，如可在患者如厕时进行翻身。

• 选择舒适的翻身角度：翻身 90° 时，患者往往因一侧肢体受压、发麻及疼痛而难以坚持长久；患者感到舒适的翻身角度为 45°～60°，在此角度下可以避免局部皮肤长期受压，也可放松局部肌肉。操作时，可先翻身至 45°，然后逐渐增大至 60°。

• 翻身后注意将患者摆至功能体位：如双足垫硬枕，保持踝关节呈 90°，可有效提高患者舒适程度，并预防足下垂、关节畸形等并发症。

以下介绍临床实践中最常用的两人翻身方法：由两名护士或家属分别立于病床两侧，先嘱患者屈膝，一人扶托患者远侧肩部及臀部，以患者躯干为轴线，将患者翻至自己一侧，另一人做枕垫，抵拄患者腰背部并在患者双膝间放一软枕。此方法适用于胸腰椎手术的患者。

总之，手术后的翻身需要保持脊柱的稳定性。操作中多采用轴线翻身法，掌握翻身的时机、角度，注意恢复患者功能体位等，正确、及时的翻身可有效预防褥疮的发生，也可预防脊髓损伤、内固定失败等严重并发症，保证手术的成功和患者预后。

91 术后如何观察生命体征？

由于大部分脊柱畸形患者发育差，或者老年患者体质弱，加之脊柱矫形手术创伤大、出血多及手术时间长等因素，因此很容易导致生命体征不稳定。一般术后病床常规放置心电监护，用于监测患者的血压、脉搏、呼吸及血氧饱和度等生命体征。病房护士遵医嘱每小时监测生命体征并记录于护理文书，同时向家属宣教并交代如何观察脉搏和血氧饱和度。一旦发现指标不在正常范围之内，及时呼叫护士，护士将及时汇报医生。

(1) 体温（即体腔温度）

体腔温度相对稳定且较皮肤温度高。皮肤温度即体表温度，会被环境温度所影响且低于正常温度。口温正常范围 36.3～37.2℃，平均 37℃；肛温 36.5～37.7℃，平均 37.5℃；腋温 36.0～37.0℃，平均 36.5℃。体温过高又称发热。当腋温＞37℃，口温＞37.5℃，或一昼夜体温波动在 1℃ 以上时，可以判断为发热。

一般手术后3天，尤其是引流管拔除后，机体在吸收淤血的过程中会发热，称之为吸收热，不必过度担心。如果术后1～2周的发热，需要引起重视，可能为感染性发热，这时需要及时就医，进一步诊断和治疗。

(2) 脉搏（即动脉搏动）

脉搏是在心动周期中，由于心脏的收缩和舒张，动脉血管内压力发生周期性变化，导致动脉壁产生的有节律搏动。正常情况下，成人在安静状态下脉率是每分钟60～100次，和心率相同。脉律均匀、规则，与心率一致，脉搏强弱相等。

血压是血管内流动的血液对血管壁的侧压力。正常成人的血压：收缩压为90～140 mmHg，舒张压为60～90 mmHg，脉压差为30～40 mmHg。高血压患者安静状态下血压＞140/90 mmHg。相反，低血压患者安静状态下血压＜90/60 mmHg。血压过高或过低都是严重的病理情况，如果血压过高，心脏的负担会加重，功能会加强，人体内的小血管可能因此破裂；血压过低则会影响全身组织器官的血液供应，脏器出现缺血，进一步恶化会引起缺氧，最终引发功能障碍。所以血压是重要的生命体征指标，要及时测量，如果发现异常应及时报告医生。

(3) 呼吸（机体和环境之间进行气体交换的过程）

正常成人在安静状态下每分钟呼吸16～20次，且呼吸节奏规律、均匀、平稳、无声、不费力，如果每分钟呼吸超过24次则是呼吸增快，每分钟少于12次则是呼吸过缓，这两种情况都不利于机体和环境之间的气体交换。

(4) 血氧饱和度

血氧饱和度（SpO_2）是血液中被氧结合的氧合血红蛋白（HbO_2）的容量占全部可结合的血红蛋白（Hb）容量的百分比，即血液中血氧的浓度，它是呼吸循环的重要生理参数。SpO_2的正常值为95%～99%，$SpO_2 \leqslant 90\%$为低氧血症（$PaO_2 \approx 60$ mmHg），$SpO_2 \leqslant 85\%$为严重低氧血症（$PaO_2 \approx 50$ mmHg）。有时SpO_2测不准，可能原因包括：①患者过于频繁的移动；②传感器接触不良或安装位置不当；③传感器接触到血压袖带、动脉导管或腔内管路的肢体上；④受试部位循环灌注不良。

(92) 如何观察切口引流的量？

脊柱侧凸手术创伤大、渗血多，若护理不当可能造成患者伤口感染和出现硬膜外水肿，故临床实践中常在术后放置引流管接负压引流，多以负压5～10千帕为宜。若负压过大则会增加伤口渗血，不利于恢复；若负压过小则引流效率低，达不到目的。

据统计，一般术后 24 小时引流量可达 300 ～ 400 毫升，而后逐渐减少。若术后 24 小时引流量大于 500 毫升，应及时报告医生进行处理，同时遵医嘱给予正压引流，并询问患者是否有头痛症状。术后 48 ～ 72 小时若引流量少于 50 毫升，说明引流目的达到，可以考虑拔除引流管。引流过程中，护士会密切观察伤口敷料有无渗血、渗液，观察并记录引流液的量、颜色、性质等。家属应协助保持引流通畅，防止引流管发生扭曲、折叠，并定时挤压引流管。整个引流过程中，都应保持引流袋低于切口平面，防止引流液反流导致逆行性感染。

93 如何观察脊髓神经功能？

在脊柱侧凸矫形手术中，可能造成脊髓损伤的因素有：手术牵拉或挫伤脊髓，脊髓血供被破坏，以及硬膜外血肿的直接压迫。若出现脊髓损伤，患者可出现双下肢感觉和运动功能障碍、大小便功能障碍甚至瘫痪。故此，当患者清醒后，应立即观察其双下肢活动，询问其感觉，判断是否同术前，如出现严重活动障碍、下肢麻木、疼痛难忍、感觉减弱甚至消失等症状，应立即报告医生。术后 6 小时内，家属应严密观察患者双下肢感觉运动，让患者自主活动脚趾。据报道，在发现矫正过度 6 小时内排除撑开过度的因素，有 75% 的患者可以恢复。因此，矫形手术前后，必须详细了解观察神经损伤的意义，取得患者的理解和配合，尽早发现此类情况，杜绝脊髓器质性损伤的发生。

94 导尿管如何护理？

术后常规留置导尿管，留置导尿管期间应当注意如下细节：

• 妥善固定好各种导尿管及集尿袋，防止因外力牵拉导致滑脱。

• 定时观察尿的颜色、性状，及时排空、更换集尿袋，并记录尿量。正常情况下，每日尿量为 1 500 ～ 2 000 毫升，颜色为无色透明或淡黄色。一般 24 小时尿量 > 2 500 毫升为多尿，< 400 毫升为少尿，< 100 毫升为无尿。如果尿液颜色为其他颜色，则需要警惕血尿、血红蛋白尿、胆红素尿、乳糜尿等，建议到医院进行进一步检查筛查。

• 保持引流通畅，妥善放置导管，避免扭曲、受压或堵塞。

• 防止逆行感染，保持无菌集尿袋低于尿路引流部位，防止尿液反流并及时倾倒集尿袋。

• 鼓励患者多饮水，以每日饮水 2 000 ~ 3 000 毫升为宜，通过增大尿量以减少尿路感染机会，同时还可以通过增加内冲洗作用预防尿路结石的形成。

• 采用间歇式夹管的方式训练膀胱反射功能。患者长期使用尿袋会使膀胱功能减退，不能有效憋尿，待不使用尿袋后可能出现失禁现象。为训练患者正常憋尿，家属应夹闭导尿管，每 3 ~ 4 小时开放一次，模拟正常排尿周期，促进患者膀胱功能恢复。术后 2 ~ 3 天可以拔除导尿管。

• 在离床活动时，做好导尿管固定，以防导尿管脱出。并时刻注意保持集尿袋低于膀胱位置，避免挤压以防止尿液反流，导致感染。

95 疼痛如何治疗？

由于脊柱侧凸矫形手术范围较大，术后疼痛难以避免。严重的疼痛会减少患者进行康复训练的意愿，导致并发症发生概率增大。及时有效的镇痛治疗可以有效减轻患者痛苦，利于术后恢复。

• 手术前会征询患者意见，是否需要术后随床镇痛泵，这是患者自主镇痛装置，感觉疼痛时可按下装置开关进行镇痛。

• 术中缝合会采用局部麻醉的方式，在伤口周围注射止痛药（如罗哌卡因），一般可以缓解术后疼痛约 10 小时。

• 术后常规查房后，主刀医生会分析判断患者病情决定止痛药或止痛针剂的使用，相关措施可以帮助患者迅速控制疼痛、消除焦虑情绪、促进恢复。

• 脊柱矫形手术创伤较大，患者经常产生术后疼痛问题。疼痛作为一种主观感受，会对患者的呼吸功能、消化功能、睡眠质量等造成严重影响。家属及时有效做好患者的疼痛管理对患者的术后恢复有着重要作用。

• 根据有关文献资料显示，通过听音乐、主动聊天、看电视节目、主动聊天等行为都可以有效分散患者注意力，减少其疼痛感受。家属应主动为患者营造轻松愉快的环境，配合镇痛治疗以减少其疼痛反应。

96 术后为什么会发生恶心、呕吐？

脊柱畸形手术采用全身麻醉，恶心、呕吐是全身麻醉术后的常见并发症之一，严重者可致反流误吸，造成急性呼吸道梗阻、吸入性肺炎、Mendelson 综合征（胃酸吸入性肺炎综合征）等。患者术后发生恶心、呕吐的影响因素可以总结为患者因素和手术因素两大类。

(1) 患者因素

一般男性患者术后呕吐的发生率低于女性，而女性患者术后恶心、呕吐的发生率可能和体内激素相关，绝经后发生率明显降低。其次，术前过度紧张，吞下大量空气，使胃排空延迟，胃内容物滞留，胃内压增高，从而诱发恶心、呕吐。此外，有过术后恶心、呕吐病史，再次发生术后恶心、呕吐的概率较大。

(2) 手术因素

脊柱侧凸矫形术后 Cobb 角的改善率是患者术后发生恶心、呕吐的重要因素之一，这一现象的发生可能与术中、术后腹膜后牵张刺激有关，矫形效果越好，恶心、呕吐的发生率可能上升。其次，手术时间越长，术后恶心、呕吐的发生率越高，可能和体内麻醉药物蓄积有关。最后，择期手术要求术前禁止饮食，可以减少术后恶心、呕吐。

除了恶心、呕吐，腹胀也是胸腰椎术后常见的并发症，往往提示麻醉未完全代谢，主要表现为腹部呈膨胀状态，不能排气。术后刚开始饮食时因少食多餐，若腹胀明显时可给予以下应对措施：

- 腹部按摩：指导患者以脐周为中心顺时针方向行按摩（2 次 / 天，30 分 / 次）。

- 嘱患者自主进行收腹、缩肛活动（3 次 / 天，5 ～ 10 分 / 次）。

97 手术切口有多长，会不会留瘢？

瘢痕是创伤、烧伤和外科手术等不可避免的结果。机体在皮肤全层损伤后通过形成瘢痕组织来愈合，皮肤瘢痕是由于胶原蛋白和纤维结缔组织过度沉积而产生的，这是皮肤无法再生所致。

脊柱侧凸手术可分为前路和后路手术，后路手术通常为后正中切口，其长度基本等于融合范围，比侧弯上、下两端连线的长度稍长一些。前路切口根据部位不同而有差别。手术切口的长短依融合范围的大小而定，长者可达 30 厘米以上。手术切口瘢痕会终身存在。是否留有明显的瘢痕与患者体质有关，不能一概而论。目前临床上多采用可吸收线进行皮内缝合，在伤口表面看不到缝线，亦无须拆线；若患者为过敏体质，可能需要采用不可吸收线缝合伤口，一般术后2周左右即可拆线。

瘢痕的防治原则：

(1) 早期干预

瘢痕的形成也有发展的过程，尽早进行针对性干预，去除各种使瘢痕增生的因素，可以将瘢痕扼杀在摇篮中，避免其进一步发展。

(2) 联合治疗

根据临床经验，将各种不同机制、不同类别的治疗方案联合应用，常见的有硅酮制剂和洋葱提取物制剂之间联用、药物联合手术、药物联合激光治疗等，可达到更佳的效果。

(3) 充分治疗

瘢痕的发生和发展是一个循序渐进和长期的病理过程，需要一个持续、充分的治疗过程。定期评估是关键，一方面可以评定瘢痕的生长情况；另一方面可以对前期治疗进行评估、分析，以便及时调整治疗方案。瘢痕的治疗方式的选择主要取决于瘢痕分类、患者瘢痕史（包括既往治疗失败或成功史）、治疗依从性等。

临床上常用的瘢痕治疗方式和药物主要包括：体表外用制剂（洋葱提取物、丝裂霉素C、咪喹莫特）、局部注射治疗（博来霉素、糖皮质激素、5-氟尿嘧啶）、物理疗法（硅酮制剂、放射治疗、冷冻疗法、压力治疗、黏性微孔低致敏性纸胶带）、手术治疗和光电技术治疗（强脉冲光、脉冲染料激光、点阵激光、射频消融）等。具体详细治疗方案需要咨询整形外科医生。

98 术后皮肤表面可以摸到螺钉吗？

一般不会。因为椎弓根螺钉是置于椎弓根中，医生会选择大小、长度合适的螺钉置入，且螺钉置入后有宽厚的胸背肌和腰背肌覆盖，所以一般不会摸到。部分瘦弱的患者可能感觉不适，一般过1个月后即可适应。

99 螺钉需要取出吗？

螺钉可以终身不取出。由于置入的内固定物为钛合金材质，与自身组织无相互作用，留在体内并不会产生不良反应，故无须取出。但若由于某些原因而取出，融合的颗粒骨可以维持脊柱正常形态，已经矫正的脊柱也不会再发生弯曲。

内固定手术的作用是在骨融合形成之前矫正畸形并将脊柱维持在矫正后的稳定状态，为骨融合提供条件。据统计，即使脊柱融合后，若取出内固定物，脊柱侧凸仍有缓慢进展的可能性。青少年患者若取出内固定物，会有向后凸畸形发展的趋势。故不建议取出内固定物，除非发生内固定物松动或断裂、螺钉部位疼痛、迟发性感染等症状。

为了避免内固定物发生迟发性感染，患者在术后 2 年以内进行任何有创性的检查（如各种穿刺操作）或者进行口腔科操作（拔牙等），都需要预防性地服用抗生素。

⑩ 术后多久可以喝水、吃饭？

脊柱侧凸矫形手术通常不影响饮食。一般术后待麻醉完全代谢后 6 小时左右即可进食。刚开始尽量以流质为主，包括米汤、鸡汤、果汁，并且少食多餐。麻醉完全代谢的标志之一是排气，患者有排气说明其胃肠蠕动已经恢复，此时可以慢慢恢复进食。如果着急进食，容易引起呕吐、消化不良，严重的呕吐可能会引起误吸甚至窒息。

因为脊柱手术是全身麻醉，为保证脊柱侧凸手术患者安全，防止因麻醉药物不良反应导致呕吐和误吸，术后禁食 6 小时或待肛门排气后进食已经成为一种常规沿用至今，并被列入教材。但医护人员首先需要确定患者神志清楚、四肢活动自如、吞咽反射正常、听诊肠鸣音恢复（肠蠕动 4 ～ 5 次 / 分）；其次要确定患者能正常交流，主诉无恶心，且有进食要求。进食前先饮水 50 ～ 100 毫升，观察15 ～ 30 分钟患者无不良反应（如恶心、呕吐、腹部不适等），即可少量进食自己喜爱的清淡食物，并以软食为主，首次不超过 100 克。而家属因照顾心切，常提供肉类、蛋类等不易消化的食物，这样反而影响患者术后胃肠功能的恢复。因此，护士需提供合适的食物。

目前，随着麻醉药物和麻醉方法的改进、麻醉药物的综合使用，以及更加准确的麻醉药物剂量控制，术后麻醉恢复期已经大大缩短，许多麻醉医生已经能够将麻醉清醒时间准确控制在手术结束时。因此，传统的术后禁食理论基础已被现代麻醉学所改变。同时，麻醉所带来的众多缺陷（如口渴、饥饿、焦虑、术后便秘等）逐渐被临床医生所认识，且进食越晚对患者早期康复不利。所以，全身麻醉患者清醒后，恶心、呕吐反应消失即可进食。

⑩ 术后多久可以洗澡？

一般术后 2 周左右，拆线后过一天即可洗澡。拆线建议请专业医生处理，拆线时需判断伤口有无红肿、渗出、化脓、感染等伤口愈合不良的情况，如果存在，需要到医院及时就诊。如果伤口愈合良好且表面干燥，说明皮肤愈合良好。需注意，不要特别用力揉搓伤口，对于一些病情较重的脊柱侧凸及年龄较大的退变性脊柱侧凸患者，如果需要洗澡，建议在家人的保护下选择淋浴的方式，以免摔倒。

⑩ 术后多久可以上学或工作？

患者术后第一个月以卧床休息为主，可适当戴护具下床走动、就餐、如厕等。此时患者日常生活需要有人照顾。

很多青少年患者术后 2 个月就可以完全恢复如常，正常生活或者上学了。若患者可以连续保持坐姿 2～3 小时，即可视情况返校上学，但是不可参加体育活动，避免参与重体力劳动，也可以先上半天课，逐渐适应后增加。

大部分成人患者建议术后 3 个月后工作，但无论是上班工作还是上学时都不应久坐，久坐后适当起来活动或躺下休息。

⑩ 术后多久可以上体育课？

青少年特发性脊柱侧凸治疗成功后，对活动的影响都不大。人体活动（主要为屈伸活动）主要依靠髋关节和下肢膝关节，脊柱侧凸矫形手术不影响髋关节和膝关节，因此术后活动影响不大。再者，选择融合节段时，医生通常会考虑在最大范围矫正畸形的情况下，尽可能较多地保留可运动的脊柱节段，因此术后对日常活动影响不大。

术后半年发生骨性融合，脊柱已经很坚固，一般的运动也不会影响脊柱的正常功能，此时即可进行正常运动（如上体育课）。但是，我们仍然不建议进行剧烈运动，包括带有冲撞性质的运动（如篮球、足球等）、过度伸展和过度弯曲的运动（如瑜伽、舞蹈等）、颠簸比较厉害的运动（如骑马等）。比较推荐游泳，可以充分放松脊柱椎体，还能锻炼腰背部肌肉功能。

⑩ 术后是不是再也不能弯腰了？

不少人认为脊柱侧凸手术固定了 3 节腰椎就不可以弯腰了，其实不然。行脊柱侧凸手术半年以后，即可基本正常进行弯腰活动。成人腰椎的屈伸活动度为40°～50°，一般的脊柱侧凸手术只固定5节腰椎的3节，多为上腰椎。而腰椎整个的活动度由上、下腰椎共同组成，各占一半。故即使固定上面3节，对腰椎的活动仅有一半影响。弯腰时髋关节也可以进行代偿，完成动作。

所以对于实施手术的脊柱节段，由于置入内固定系统而发生骨性融合，即使内固定物被取出，这个节段也无法活动。但是，尚未融合的那部分脊柱仍然可以活动，并且会替代已经融合的脊柱部分，进行运动代偿。

总而言之，脊柱侧凸手术后可以进行弯腰动作，但手术部分的脊柱不能动，若想有更多的活动度，则需要保留更多的活动的脊柱运动节段。一个成功的脊柱侧凸手术不仅能将脊柱矫直，并可尽可能多地保留运动节段，使患者获得更好的运动功能和生活质量。

此外，胸段脊柱的融合对弯腰无影响，术后1年即可逐渐进行弯腰训练。髋关节在弯腰活动中有较大作用，即使融合整个腰段，髋关节功能正常的患者弯腰的功能也不会受太大的影响。因此，对于弯腰动作是可以独立完成的。

⑩⑤ 术后如何进行负重站立训练？

术后3～7日，可结合患者体形制作上体支具。下床时嘱患者两手支撑，保持躯体不要扭曲，缓慢移动至床边，佩戴支具坐起，若无不适感，可于床边站立片刻，待站稳不慌后，再佩戴支具离床活动，进行负重站立训练。

• 在床旁进行原地踏步运动。

• 下蹲运动，注意保持脊柱直立，切勿弯腰屈膝。

• 甩腿运动，双手扶栏或叉腰，两腿交替前后甩动。

以上功能锻炼适度即可，不应勉强进行。若运动过程中发生头晕、恶心或者呕吐，甚至虚脱等不适症状时，应立即上床平躺休息。一般每天下床活动2～3次，每次适当增加站立时间，3～5天后一般可适应独立站立，并可慢步40分钟以上，此时可以顺利进入康复训练期。

⑩⑥ 术后如何进行形体训练？

脊柱侧凸矫形术后，康复治疗和护理是十分重要的工作。必须严格遵守医疗体育基本原则，坚持系统的训练和足够的运动量。

康复治疗和护理分为 3 个阶段：

(1) 术后阶段

以翻身、床上体操、扩胸运动和深呼吸为主。具体方式见上。

(2) 四肢大关节训练

术后第 4 周开始到第 12 周为止。

· 坐位训练：嘱患者两脚平踏地面，将背部紧靠椅背，使臀部坐满整个椅面。

· 站立训练：嘱患者靠墙站立，帮助患者双肩及髋部紧贴墙壁，抬头挺胸，注意收缩小腹，保持双肩等高、水平，避免出现一高一低。

· 卧位训练：嘱患者睡硬板床，侧卧时双膝弯曲，两腿间夹一枕。仰卧时膝下垫一软枕。

· 跪位训练：左、右偏坐，轮流进行。左侧凸者，重点训练右侧偏坐；右侧凸者，重点训练左侧偏坐。

(3) 全身肌肉增强训练：可以利用器械配合各种动作进行训练，器械包括哑铃、计力器等。主要不要施行暴力，不要骤然前屈脊柱，不要做跳跃动作。

总之，脊柱侧凸术后康复是一个长期的过程，不可急于求成，需要持之以恒。合理、有效的康复训练是脊柱侧凸康复的重要保证，患者应从思想上把康复训练作为生活的一部分，认真对待。术后活动强度因人而异，应注意训练方式，同时患者应主动参与配合。忌简单、粗暴、胡干、蛮干，遵守循序渐进的原则，才能保证康复的效果。

⑩ 术后脊柱畸形还会加重吗？

术后脊柱侧凸是有加重的可能性。据文献统计，有 10% ～ 15% 的患者会出现术后侧凸的加重。但是这些患者都是术后不注重脊柱的保护、术后 3 个月没有坚持佩戴支具或者经常进行剧烈活动。若术后以游泳等运动为主，并注意保护脊柱，术后出现侧凸加重的可能性很小。

手术治疗的目的是在尽可能矫正脊柱侧凸和恢复脊柱正常曲度，保持脊柱平衡，减少脊柱手术融合的范围，尽可能多地保留脊柱的功能，防止脊柱侧凸的不断加重。手术后效果一般跟患者就诊时机有很大的关系，早期治疗甚至能够完全将畸形矫正，使脊柱恢复到正常形态。如果治疗太晚，脊柱已经比较僵硬，那么就无法得到很好的效果。第一次手术治疗效果不令人满意，可能需要再次选择翻修手术。

⑩⑧ 手术对身高有影响吗？

患者或其家属经常有这样的担忧：如果行脊柱融合术，对儿童的身高最终会有多少影响。

对于青春期的孩子来说，没有进行融合的脊柱椎体还会生长，四肢骨骼长度也会增加，因此身高也会相应增加。据统计，婴儿出生时的平均身高约为 50 厘米；0～1 岁是身高增长的第一个高峰期，平均增长 20～25 厘米；而 1～3 岁平均每年增长 8～10 厘米，1 岁时身高约为 75 厘米，之后每年平均增长 10 厘米，直到 3 岁达到 95 厘米。3 岁以后身高增长速度递减，平均每年增长 5～7 厘米。从此时期到青春期以前身高增长没有明显差异，直到进入青春期后，迎来身高增长的第二个高峰期，男孩可增长 20～30 厘米，女孩可增长 15～25 厘米。青春期后身高增长逐渐减缓至停止。

未融合的脊柱节段具有生长潜力，平均每个椎体每年增长 1 毫米；融合的节段丧失增长能力，故患者会因脊柱侧凸手术损失 2～4 厘米的身高增长潜力。那么，有没有更精确的算法呢？

Winter 就此设计了简便公式，用于计算脊柱融合术后的脊柱短缩长度。此公式假定条件为：①脊柱后路融合术后的生长完全停止；②每个脊柱节段每年增长大约 0.07 厘米；③女孩大约在 14 岁时终止生长，男孩在 16 岁时终止。简易公式如下：0.07 厘米 × 脊柱融合节段数 × 剩余生长年龄数（14 岁或 16 岁～现在年龄）。

例如，一名男婴脊柱侧凸行 T5～T11 脊柱融合，经计算脊柱预测短缩长度为 6.16 厘米（0.07×8×11）。

但是，脊柱手术后也可即刻增加身高，因为脊柱侧凸手术将患者原本呈"弧线"的脊柱矫正呈"直线"。经调查统计，此过程会使患者身高增加 14.5～37.9 毫米。

手术促使的身高增长和丧失的增长潜力相抵消，因此青少年患者不必担心脊柱侧凸手术会对身高产生较大影响。

⑩⑨ 术后支具需要佩戴多久？

术后 3 个月内建议佩戴支具，每天至少佩戴 23 小时。3 个月后经医生复诊病情逐渐康复，可适当减少支具佩戴时间，以每周减少 1～2 小时为宜，切勿操之过急，最终达到白天戴晚上休息的效果。

⑩⑩ 术后可以做磁共振检查吗？

现在的内固定器械都是钛合金材质的，磁共振对钛合金内固定物的影响很小。因此术后是可以做磁共振检查。但注意不要将铁磁性物品（如钢笔、手表、轮椅、氧气罐等）带入磁共振诊疗室，以免损坏仪器。

此外，体内置入的钛合金材质内固定物一般不会触发机场安检设备，但保险起见，建议事先向机场相关工作人员说明情况，最好携带有关病历或者医生开具的证明书。

⑪⑪ 术后能坐过山车、蹦极、跳伞吗？

脊柱侧凸内固定术后，待骨质完全融合后，原则上脊柱是牢固可靠的，不与运动相冲突。但是，在坐过山车、蹦极等极限运动过程中，可能会瞬间产生过度伸展、过度弯曲等力量，对健康人就存在挤压腰椎间盘导致腰椎间盘突出甚至脊柱骨折的风险，对于做过矫正手术的脊柱侧凸患者也会存在同样的风险，甚至会发生钉子拔出、断钉、断棒的情况。所以，医生不建议做完脊柱侧凸矫正手术后参加剧烈运动或极限运动。

⑪⑫ 术后还能怀孕吗？

可以怀孕。若脊柱侧凸患者有意进行怀孕，建议先做脊柱侧凸手术再怀孕。脊柱侧凸手术会增大盆腔容积、改善躯干塌陷、纠正对器官的压迫等，从而有效降低孕产期并发症发生的风险。怀孕会使孕妇储存氧气的能力变弱，而消耗氧气却是增加的，因此更容易发生缺氧，脊柱侧凸手术通过纠正畸形来恢复循环、呼吸系统正常的生理结构，从而改善心肺功能，减少孕妇及新生儿发生缺氧的可能性。严重的脊柱侧凸可以导致继发性胸廓畸形，使胸腹腔容积缩减，引起气促、心悸、消化不良、食欲不振等内脏功能障碍，神经也可因牵拉或压迫而产生相应的症状，这些都可以通过脊柱侧凸手术来消除或缓解。一般情况下术后 2 年为怀孕的最佳时期。备孕及怀孕期间要及时至脊柱外科门诊复诊，听取医生的建议。

脊柱侧凸术后生产不推荐无痛分娩。无痛分娩准确来说叫分娩镇痛，指用不同方法减轻乃至消除孕妇分娩时的疼痛，一般有药物镇痛分娩、精神减痛分娩、水中分娩、椎管内镇痛分娩等方法，其中椎管内镇痛分娩是迄今为止所有方法中镇痛效果最确切的。但脊柱畸形被认为是椎管内麻醉的相对禁忌证，严重脊柱畸形更使椎管内麻醉无法实施。虽然某些情况可采取连续硬膜外麻醉，对于腰骶椎畸形或弯曲致使硬膜外麻醉困难者可采用全身麻醉，但因为脊柱侧凸手术可能造成麻醉弥散障碍等问题，会使无痛分娩效果大打折扣，所以一般脊柱侧凸术后的孕妇从安全和体验上考虑不推荐无痛分娩。选择顺产还是剖腹产，对于骨盆和胎位正常、心肺功能良好的孕妇，可以考虑阴道分娩，即优先尝试顺产；若脊柱侧凸对骨盆有较大影响，如骨盆异常或胎位异常，加之分娩易诱发心肺功能衰竭，选择剖宫产比较安全。针对不同患者的个体差异，建议结合妇产科医生和麻醉医生的建议。

⑪③ 术后能进行正常的性生活吗？

可以。受传统文化的影响，中国人性生活方式与西方人存在差异。性生活是生活质量的一部分，性生活功能障碍与身体功能、心理不悦及抑郁相关。术前性生活困难原因可能有活动受限、肌力下降、腰背部疼痛、性欲下降、自身或配偶的过度担忧等。脊柱侧凸术后患者有可能存在或多或少的性生活困扰，原因可能有自身或配偶对身体状况的不够了解或手术瘢痕的影响等。一般建议术后半年到一年逐渐恢复或开始性生活，结合自身情况可提前或延后。研究发现近一半患者难以获得术后性生活的相关信息，主动咨询医务工作者的患者更是少之又少，少部分患者主要通过互联网获取信息，主要原因可能是患者认为涉及个人隐私，不愿意主动询问。由于互联网信息量大，同时存在很多错误信息，患者常无法判断信息的正确与否，可能导致患者发生意外损伤，也会造成性生活满意度下降，所以当有疑惑时要及时就诊。

⑪④ 术后可以用电热毯吗？

术后可以用电热毯。内固定物在深层，有皮肤、皮下组织、肌肉等阻隔，电热毯的温度也不会很高，所以不会有影响。相反，在冬天采用电热毯保温，不仅可以保障睡眠质量，还可以通过热敷的方式促进腰背部肌肉血液循环，促进恢复。

用电热毯时，建议提前把电热毯插上预热，睡觉时尽量把电热毯的电源拔掉，这样使用比较安全，以免温度高、时间长导致皮肤烫伤。老年人在睡前若使用电热毯，建议适当饮水，避免水分丢失造成血液黏稠。

脊柱侧凸的康复评定

⑮ 什么是加速康复外科?

加速康复外科（ERAS）理念于 20 世纪 90 年代，由丹麦的 Henrik Kehlet 教授首先提出，是一种围手术期处理程序的创新概念。利用循证医学证据证明有效的围手术期治疗措施，由脊柱外科医师、麻醉医师、康复医师、病房护士及手术室护士等多个科室成员共同配合完成，对手术治疗前后进行系列优化，可以明显缩短住院时间，降低手术创伤的应激反应，减少并发症，减轻围手术期的疼痛，提高手术安全性和患者满意度，达到加速康复的目的。

在过去，脊柱畸形手术需要卧床 1 ~ 2 周，术后伤口疼痛会明显影响到患者的心理和生理状态。但是现在，通过镇痛管理，99.7% 的医生和 90% 的大众认为有效镇痛管理可以加速术后康复，87% 的大众表示在未来手术中愿意选择术后镇痛药物来减轻疼痛，70% 的医生在术后为患者使用了合理的镇痛药物帮助患者加速康复。目前，很多患者术后 2 ~ 3 天就可以下床活动，整个住院周期从 14 ~ 20 天降低到 7 ~ 9 天。

⑯ 自我评价方式有哪些?

对于所有患者都应进行康复评定，目的是制订分阶段、个体化的康复治疗方案。脊柱畸形领域生存质量评价工具主要包括：①疼痛：VAS 评分及数字疼痛评分（NPRS）；②脊柱侧凸专项评定：SRS-22、SAQ、支具患者专属量表（BSSQ）；③日常生活活动（ADL）疼痛功能评价量表（FRI）、ODI、QDS、RMDQ 等；④生活质量量表（SF-36）；⑤心肺功能评定；⑥体态评估：姿势、对称性；⑦体能评估：肌力、肌张力、关节活动度、平衡、协调能力等。

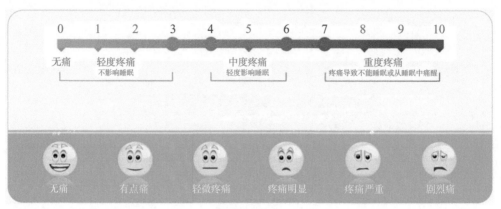

VAS 疼痛评分

⑰ 如何使用 Oswestry 功能障碍指数问卷表（ODI）？

ODI 量表是由 Fairbank 等专家于 1976 年开始设计的，经过大量试用问卷后于 1980 年形成了 ODI 的 1.0 版本，并在此后召开的巴黎国际腰椎研究会议上得到广泛推广。这个问卷的设计旨在帮助医务人员了解患者的腰痛（或腿痛）对日常生活的影响。问卷简单易懂，受试者通常在 5 分钟内完成，1 分钟就能计算出分数。

Oswestry 功能障碍指数问卷表（ODI）

患者姓名：　　　　年龄：　岁　　　性别：□男性；□女性
评分人：
随访时间：
□术前；□术后 1 个月；□术后 3 个月；□术后 6 个月；□术后 12 个月；□术后 24 个月

（1）疼痛的程度（腰背痛或腿痛） □无任何疼痛 □有很轻微的痛 □较明显的痛（中度） □明显的痛（相当严重） □严重的痛（非常严重） □痛得不能做任何事	（3）提物 □提重物时并不引起腰痛、背痛或腿痛加重 □能提重物时，但腰痛、背痛或腿痛加重 □由于腰痛、背痛或腿痛，以致不能将地面上较轻的物体拿起，但能拿起放在合适高度较轻的物品，如放在桌子上 □只能拿一点轻的东西 □任何东西都提不起来或拿不动
（2）日常生活自理能力（洗漱、穿脱衣服等活动） □日常生活完全能自理，一点也不伴腰痛、背痛或腿痛 □日常生活完全能自理，但引起腰背痛或腰痛加重 □日常生活虽能自理，由于活动时腰背或腿痛加重，以致动作小心、缓慢 □多数日常活动可自理，有的需他人帮助 □绝大多数的日常活动需要他人帮助 □穿脱衣服、洗漱困难，只能躺在床上	（4）行走 □腰痛、背痛或腿痛，但一点也不妨碍行走 □由于腰痛、背痛或腿痛，最多只能走 1 000 米 □由于腰痛、背痛或腿痛，最多只能走 500 米 □由于腰痛、背痛或腿痛，最多只能走 100 米 □只能借助拐杖或手仗行走 □不得不躺在床上，排便也只能用便盆

患者姓名：　　　　　年龄：　　岁　　　　　性别：□男性；□女性
评分人：
随访时间：
□术前；□术后 1 个月；□术后 3 个月；□术后 6 个月；□术后 12 个月；术后 24 个月

（5）坐
□ 随便多高的椅子，想坐多久，就坐多久
□ 只要椅子高矮合适，想坐多久，就坐多久
□ 由于疼痛加重，最多只能坐 1 个小时
□ 由于疼痛加重，最多只能坐半个小时
□ 由于疼痛加重，最多只能坐 10 分钟
□ 由于疼痛加重，一点也不敢坐

（8）性生活
□ 性生活完全正常，决不会导致疼痛加重
□ 性生活完全正常，但会加重疼痛
□ 性生活基本正常，但会很痛
□ 由于疼痛，性生活严重受限
□ 由于疼痛，基本没有性生活
□ 由于疼痛，根本没有性生活

（6）站立
□ 想站多久就站多久，疼痛不会加重
□ 想站多久就站多久，但疼痛有些加重
□ 由于疼痛加重，最多只能站 1 小时
□ 由于疼痛加重，最多只能站半小时
□ 由于疼痛加重，最多只能站 10 分钟
□ 由于疼痛加重，完全不能站立

（9）社会活动
□ 社会活动完全正常，不会因此疼痛加重
□ 社会活动完全正常，但会加重疼痛
□ 疼痛限制剧烈活动（如运动），但对其他社会活动无明显影响
□ 疼痛限制正常的社会活动，不能参加某些经常性活动
□ 疼痛限制参加社会活动，只能在家从事一些社会活动
□ 由于疼痛，根本无法从事任何社会活动

（7）睡眠
□ 半夜不会痛醒
□ 有时晚上会被痛醒
□ 由于疼痛，最多只能睡 6 个小时
□ 由于疼痛，最多只能睡 4 个小时
□ 由于疼痛，最多只能睡 2 个小时
□ 由于疼痛，根本无法入睡

（10）旅行（郊游）
□ 能到任何地方去旅行，腰部或腿不会痛
□ 能到任何地方去旅行，但疼痛会加重
□ 由于疼痛，外出郊游不超过 2 小时
□ 由于疼痛，外出郊游不超过 1 小时
□ 由于疼痛，外出郊游不超过 30 分钟
□ 由于疼痛，除了去医院，根本无法外出

总分：　　　分

注：ODI 由 10 个项目组成，包括疼痛的强度、日常生活自理能力、提物、行走、坐位、站立、睡眠、性生活、社会生活、旅行（郊游）等，每个项目 6 个选项，每个项目的最高得分为 5 分，选择第一个选项得分为 0 分，依次选择最后一个选项得分为 5 分。

假如患者 10 个项目都做了问答，记分方法是：实际得分 /50（最高可能得分）×100%；假如有一个项目没有回答，则记分方法是：实际得分 /45（最高可能得分）×100%，得分越高表明功能障碍越严重。

⑱ 如何使用脊柱侧凸研究学会患者问卷表（SRS-22）？

SRS-22 属于脊柱侧凸疾病专属健康相关生命质量（HRQoL）评估量表，由 5 个维度、共 22 个条目组成，分别对脊柱侧凸患者的活动度、疼痛、外观、心理及治疗满意度进行全面评价，其优势在于不仅可以用于脊柱侧凸手术患者生存质量的评估，还适用于保守治疗的患者。

目前 SRS-22 已有德语版、法语版、意大利语版、土耳其语版、西班牙语版等，适合中国人群的简体中文版 SRS-22 已由上海长海医院骨科在 2009 年率先建立，该简体中文版 SRS-22 量表具有良好的信度和效度，相关研究已发表于脊柱外科权威杂志 *Spine*。

挺直脊柱，笑对人生
脊柱畸形诊疗与康复

简体中文版 SRS-22 问卷调查表

姓名 ＿＿＿＿＿＿＿＿＿＿＿＿　　性别 ＿＿＿＿＿＿＿＿＿＿＿＿　　年龄 ＿＿＿＿＿＿＿＿＿＿＿＿

电话 ＿＿＿＿＿＿＿＿＿＿＿＿　　地址 ＿＿＿＿＿＿＿＿＿＿＿＿

住院号 ＿＿＿＿＿＿＿＿＿＿　　ID 号 ＿＿＿＿＿＿＿＿＿＿＿　　门诊号 ＿＿＿＿＿＿＿＿＿＿

提示：我们正在仔细评估你背部的情况，因此问卷上的每一条问题必须由你亲自回答。请在每一条问题所提供的选项中，圈出你认为最正确的一个答案。

(1) 以下哪一项能够最准确描述你在过去 6 个月所感受到疼痛的程度？ □ 无疼痛 □ 轻微 □ 中等 □ 中等至严重 □ 严重	(5) 你现时的活动能力如何？ □ 只限于床上 □ 基本上不能活动 □ 些微的运动及劳动 □ 有限制的运动及劳动 □ 活动不受限制
(2) 以下哪一项能够最准确描述你在过去 1 个月所感受到疼痛的程度？ □ 无疼痛 □ 轻微 □ 中等 □ 中等至严重 □ 严重	(6) 你在穿上衣服后的外观如何？ □ 很好 □ 好 □ 可以接受 □ 差劲 □ 十分差劲
(3) 总体来说，在过去 6 个月期间你感到十分焦虑吗？ □ 完全没有 □ 小部分时间 □ 有时 □ 大部分时间 □ 全部时间	(7) 在过去 6 个月期间你曾感到十分沮丧以至于任何事物也不能让你开怀吗？ □ 非常频繁 □ 经常 □ 有时 □ 很少数时间 □ 完全没有
(4) 如果你必须在背部维持现状不变的情况下继续生活，你会有什么感受？ □ 十分愉快 □ 某种程度上愉快 □ 没有愉快或不愉快 □ 某种程度上不愉快 □ 十分不愉快	(8) 你在休息时背部有疼痛感吗？ □ 非常频繁 □ 经常 □ 有时 □ 很少数时间 □ 完全没有

姓名 _____ 性别 _____ 年龄 _____

电话 _____ 地址 _____

住院号 _____ ID 号 _____ 门诊号 _____

提示：我们正在仔细评估你背部的情况，因此问卷上的每一条问题必须由你亲自回答。请在每一条问题所提供的选项中，圈出你认为最正确的一个答案。

(9) 你现阶段在工作单位／学校的活动能力为多少？
☐ 正常的 100%
☐ 正常的 75%
☐ 正常的 50%
☐ 正常的 25%
☐ 正常的 0%

(14) 你是否感到你背部的状况对你的人际关系构成影响？
☐ 没有影响
☐ 少许影响
☐ 某种程度上有影响
☐ 很大程度上有影响
☐ 非常有影响

(10) 以下哪一项最能够描述你躯干的外观？（躯干的定义为人的身体除去头部及四肢）
☐ 很好
☐ 好
☐ 可以接受
☐ 差劲
☐ 十分差劲

(15) 你和／或你的家人是否因为你背部的问题而在经济方面遇到困难？
☐ 极有
☐ 很大程度上有
☐ 某种程度上有
☐ 少许
☐ 没有

(11) 下例哪一项最能准确地描述你因背部疼痛而所需要服用的药物？
☐ 无
☐ 一般止痛药（每星期服用一次或更少）
☐ 一般止痛药（天天服用）
☐ 特效止痛药（每星期服用一次或更少）
☐ 特效止痛药（天天服用）
☐ 其他：_____（药物名称）_____
　（使用程度——每星期或更少或天天）

(16) 总体来说，在过去 6 个月期间你是否感到失落和灰心？
☐ 完全没有
☐ 很少数时间
☐ 有时
☐ 经常
☐ 绝大多数时间

(12) 你的背部疼痛是否影响做家务的能力？
☐ 没有
☐ 少许
☐ 有时有
☐ 经常有
☐ 非常频繁

(17) 在过去 3 个月期间你是否因背痛而向学校／公司请假？如有，共有多少天？
☐ 零天
☐ 一天
☐ 两天
☐ 三天
☐ 四天或以上

(13) 总体来说，你在过去 6 个月期间感到安宁和平静吗？
☐ 一直
☐ 大多数时间
☐ 有时
☐ 很少数时间
☐ 完全没有

(18) 你背部的状况是否阻碍你和家人／朋友外出？
☐ 从来没有
☐ 很少数时间
☐ 有时
☐ 经常
☐ 绝大多数时间

姓名 _____　性别 _____　年龄 _____

电话 _____　地址 _____

住院号 _____　ID 号 _____　门诊号 _____

提示：我们正在仔细评估你背部的情况，因此问卷上的每一条问题必须由你亲自回答。请在每一条问题所提供的选项中，圈出你认为最正确的一个答案。

(19) 你现在背部的状况是否让你觉得自己仍有吸引力？	(21) 你对你背部治疗的成效感到满意吗？
□ 是，很有吸引力	□ 十分满意
□ 是，某种程度上有吸引力	□ 满意
□ 可能有，也可能没有	□ 满意，也可能不满意
□ 否，没有什么吸引力	□ 不满意
□ 否，完全没有吸引力	□ 非常不满意
(20) 总体来说，你在过去的 6 个月里感到愉快吗？	(22) 如果你的背部再次遇到同类的情况你是否接受同样的治疗？
□ 完全没有	□ 一定会
□ 很少数时间	□ 可能会
□ 有时	□ 不清楚
□ 大多数时间	□ 可能不会
□ 所有时间	□ 一定不会

⑲ 如何使用脊柱外观量表（SAQ）？

　　SAQ 量表由脊柱畸形国际研究组（SDSG）制定，该量表包括 9 个维度、20 个条目，全面、详细地针对脊柱畸形患者形体外观满意度进行评价。相比于 SRS-22 量表，SAQ 更专注于脊柱畸形患者双肩不平、双髋不平、胸廓畸形、手术疤痕等患者自身最关注的外观问题。英文版 SAQ 于 2007 年制定，而后陆续推出法语版、加拿大语版等，但始终没有适用于中国患者的简体中文版 SAQ 问卷。因此，上海长海医院脊柱外科率先创建了简体中文版 SAQ 问卷调查表，其具有良好的重测信度、一致性信度和效度，相关研究成果发表于脊柱外科权威杂志 *Spine*，并得到国际脊柱侧凸研究协会（SRS）的权威认证。

简体中文版 SAQ 调查问卷表

姓名 _____ 性别 _____ 年龄 _____

电话 _____ 地址 _____

住院号 _____ ID 号 _____ 门诊号 _____

提示：我们正在评估你的整体情况，因此问卷上的每一条问题必须由你亲自回答。请在每一条问题所提供的选项中，圈出你认为最正确的一个答案。前八个问题为图片题，每个问题分别有代表脊柱侧凸五种不同严重程度的图像，请仔细观看图像以及提示语，在每一题中圈出你认为最能描述你的脊柱侧凸状况的图像。

(1) 躯干弯曲（仅选一项）

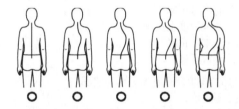

(5) 头部与髋部的相对位置（仅选一项）

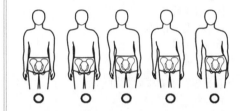

(2) 背部肋骨突起（弯腰时）（仅选一项）

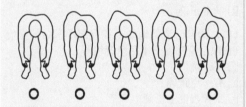

(6) 双肩水平（仅选一项）

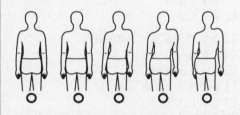

(3) 腰部突起（弯腰时）（仅选一项）

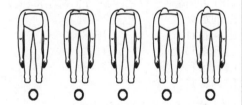

(7) 脊柱突起（仅选一项）

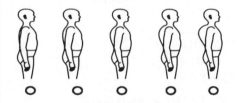

(4) 躯干背面观（头部、胸廓、髋部的相对位置）（仅选一项）

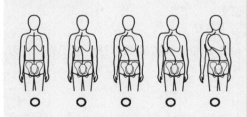

(8) 请选出下面五种类别中对你影响最大的类别

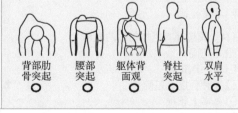

背部肋骨突起　腰部突起　躯体背面观　脊柱突起　双肩水平

姓名 _____ 性别 _____ 年龄 _____

电话 _____ 地址 _____

住院号 _____ ID 号 _____ 门诊号 _____

提示：我们正在评估你的整体情况，因此问卷上的每一条问题必须由你亲自回答。请在每一条问题所提供的选项中，圈出你认为最正确的一个答案。前八个问题为图片题，每个问题分别有代表脊柱侧凸五种不同严重程度的图像，请仔细观看图像以及提示语，在每一题中圈出你认为最能描述你的脊柱侧凸状况的图像。

(9) 我想变得更加匀称
□ 不正确
□ 有一点正确
□ 某种程度上正确
□ 基本上正确
□ 非常正确

(10) 我想穿上衣服后更加好看
□ 不正确
□ 有一点正确
□ 某种程度上正确
□ 基本上正确
□ 非常正确

(11) 我想拥有更加匀称的髋部
□ 不正确
□ 有一点正确
□ 某种程度上正确
□ 基本上正确
□ 非常正确

(12) 我想拥有更加匀称的腰部
□ 不正确
□ 有一点正确
□ 某种程度上正确
□ 基本上正确
□ 非常正确

(13) 我想拥有更加匀称的腿部
□ 不正确
□ 有一点正确
□ 某种程度上正确
□ 基本上正确
□ 非常正确

(14) 我想拥有更加匀称的乳房
□ 不正确
□ 有一点正确
□ 某种程度上正确
□ 基本上正确
□ 非常正确

(15) 我想拥有更加匀称的胸廓
□ 不正确
□ 有一点正确
□ 某种程度上正确
□ 基本上正确
□ 非常正确

(16) 我想拥有更加匀称的肩部
□ 不正确
□ 有一点正确
□ 某种程度上正确
□ 基本上正确
□ 非常正确

(17) 我自己清楚地知道我背部手术后的瘢痕
(仅限于脊柱侧凸术后患者填写)
□ 不正确
□ 有一点正确
□ 某种程度上正确
□ 基本上正确
□ 非常正确

(18) 在问题 9～17 中，哪一个问题对你最重要
□ 问题 9   □ 问题 10
□ 问题 11   □ 问题 12
□ 问题 13   □ 问题 14
□ 问题 15   □ 问题 16
□ 问题 17

(19) 你如何评价你的身体外观
□ 非常差
□ 差
□ 一般
□ 好
□ 非常好

(20) 你最希望改善哪部分的躯干外观？为什么

⑫ 如何使用支具患者专属量表（BSSQ）?

目前支具是被证明治疗脊柱侧凸唯一有效的保守方式，而佩戴支具仍存在多种问题，如需要患者佩戴的时间长、支具的舒适度差、患者依从性差。BSSQ 量表在 2006 年由 Helmus 等编制，专门用于脊柱侧凸患者支具治疗评估，该量表包含了 2 个部分、共 8 个条目（畸形部分及支具部分）。目前 BSSQ 已被翻译成德语版、西班牙语版、波兰语版等，国际上广泛用于脊柱侧凸患者支具治疗的评估，而我国目前缺失。为了进一步完善我国脊柱畸形生存质量评价体系，上海长海医院骨科首创简体中文版 BSSQ 调查问卷表，并应用于临床，相关研究成果已发表于 *Medicine* 杂志。

简体中文版 BSSQ（支具）问卷调查表

以下问题均与您戴矫形支具的感受有关，请认真阅读问题并以真实的感受作答。以下问题的答案分析，将有助于医生了解和评估矫形支具带给您身体和心理的压力，将给予我们很好的建议或指导方向，有助于为您进一步调整治疗方案。

(1) 我身体外观在支具内，觉得不舒适 □ 完全正确 □ 差不多正确 □ 几乎不正确 □ 完全不正确	(5) 我尽量避免与他人身体接触，以使他人不知道我佩戴支具 □ 完全正确 □ 差不多正确 □ 几乎不正确 □ 完全不正确
(2) 对我来说，支具很难佩戴和脱卸 □ 完全正确 □ 差不多正确 □ 几乎不正确 □ 完全不正确	(6) 试图通过穿合适的衣服或戴假发，确保支具被隐藏好 □ 完全正确 □ 差不多正确 □ 几乎不正确 □ 完全不正确
(3) 别人能看到我佩戴的支具，这让我觉得不舒服 □ 完全正确 □ 差不多正确 □ 几乎不正确 □ 完全不正确	(7) 在亲近的人面前展现佩戴的支具时，我不感到尴尬（如父母、朋友、同学） □ 完全正确 □ 差不多正确 □ 几乎不正确 □ 完全不正确
(4) 当别人看我佩戴的支具时，我不会感到尴尬 □ 完全正确 □ 差不多正确 □ 几乎不正确 □ 完全不正确	(8) 由于佩戴支具，避免不必要的活动（或兴趣爱好），即便这些活动是我以前爱做的 □ 完全正确 □ 差不多正确 □ 几乎不正确 □ 完全不正确

以下问题均与您脊柱畸形的感受有关，请认真阅读问题并以真实的感受作答。以下问题的答案分析，将有助于医生了解和评估矫形支具带给您身体和心理的压力，将给予我们很好的建议或指导方向，有助于为您进一步调整治疗方案。

(9) 我感觉自己背部的外观比较引人注目 □ 完全正确 □ 差不多正确 □ 几乎不正确 □ 完全不正确	(13) 我试图远离其他人以避免他们发现我的脊柱侧凸 □ 完全正确 □ 差不多正确 □ 几乎不正确 □ 完全不正确
(10) 我觉得在公共场合暴露背部很困难 □ 完全正确 □ 差不多正确 □ 几乎不正确 □ 完全不正确	(14) 试图通过穿合适的衣服或戴假发，确保背部被隐藏好 □ 完全正确 □ 差不多正确 □ 几乎不正确 □ 完全不正确
(11) 当别人看到我裸露的背部时，我感到非常尴尬 □ 完全正确 □ 差不多正确 □ 几乎不正确 □ 完全不正确	(15) 脊柱侧凸是我身体的一部分，要让他人接受这样的我 □ 完全正确 □ 差不多正确 □ 几乎不正确 □ 完全不正确
(12) 我不介意将背部暴露给他人看 □ 完全正确 □ 差不多正确 □ 几乎不正确 □ 完全不正确	(16) 由于脊柱侧凸，避免不必要的活动（或兴趣爱好），即便这些活动是我以前爱做的 □ 完全正确 □ 差不多正确 □ 几乎不正确 □ 完全不正确

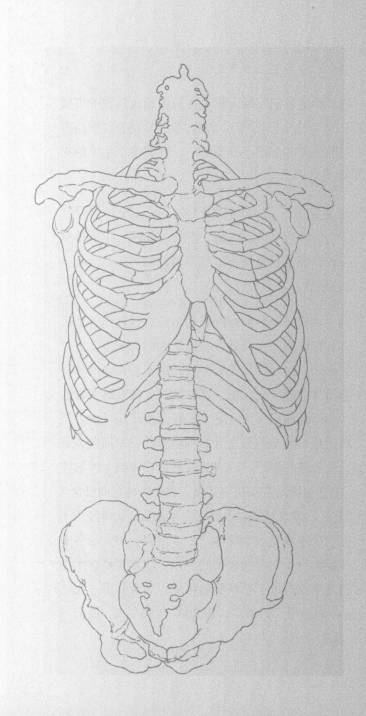

希望日记

1. 不经历风雨怎能见彩虹

——上海姑娘术后 17 年分享

接到李明主任团队邀请我写篇"希望日记"时，我正在紧张地撰写我的市级课题申请报告。当了解到本书跨度 30 年之久，记录了众多与我一样的脊柱侧凸患者的心路历程，我仿佛感受到了它的厚度和温度。权衡之下，我放下了手中的报告，打开记忆的盒子，开始写我的故事。

我今年 33 岁，"985"高校硕士研究生。就诊那年我 17 岁，正念高中一年级，手术后为了康复身体，休学 1 年，之后经历高考、考研、就业、结婚、生子等重重考验。也许这些考验对于同龄人而言都是再普通不过的事情，但对于我，每一次都是劫后余生，都是涅槃重生般的煎熬。

2002 年，我母亲从电视上看到一则在上海长海医院成功治疗脊柱侧凸的就医案例。在此之前，我已知道自己患有脊柱侧凸，只是没有意识到侧弯速度发展之快，更没想到需要手术治疗。为了治病，父母带我先后去过几家上海知名的骨科医院，医生制订的诊疗方案是保守治疗，穿戴支具矫正试试效果。我理解父母心里对于"手术"两字的抵触情绪，当听到能保守治疗时，无疑是喜出望外的。但当时正是我长个子的年龄，靠支具治疗只能是缓兵之计，不能解决根本问题，脊柱已经弯了，如果不做手术干预，只会越长越弯。后来，父母带我来到上海长海医院骨科就诊，初识李明主任。李主任明确地告知我和父母，我的脊柱弯曲已呈 S 形，角度大于 40°，而且还会继续进展，建议尽早手术治疗。回家后，父母经历了一番激烈的思想斗争，因为脊柱侧凸手术涉及多个椎体，手术过程会触及很多重要的神经组织，是骨科手术中风险最大且手术时间较长的手术，非常容易在术中或术后出现并发症，如果伤及脊髓甚至有造成下肢瘫痪的可能。父亲几乎一夜之间愁白了头，母亲也为我茶饭不思。思虑再三，最终，在 2002 年的夏天，我们一家三口做出决定，接受上海长海医院的手术治疗。

回想起这段经历，我百感交集，一个 17 岁的女孩，要经历如此大型的手术，不害怕是不现实的，想到电视里出现的手术室镜头，无影灯、手术刀、白色瓷砖等，让我不敢继续往下想。但是想到如果不进行手术，我的人生就在一条脊柱弯曲的道路上越走越远。我正是爱美的年纪，以后他人会用怎样的眼神看我？我要怎么去面对今后的人生？我不要过那样的生活！我抹去眼角的泪水，闭上眼让医护人员缓缓将我推进手术室。手术用时 6 个多小时，全家人都在门外焦急地等候。依稀记得我苏醒的那一刻，还没睁开眼，就感觉身体在移动，原来我刚从手术台上被抬下来，当时头脑是不清醒的，说不出话，也不记得问手术是否成功，就想继续睡一会。手术结束当天我在重症监护病房观察了一晚，回到病房，见到了焦急等待的父母，我朝他们微笑，告诉他们我很好。如果说出生是人生第一关，那我这个应该算第二关了吧。术后对于一个全新的、笔直的身板，需要几天的适应期，当时我觉得浑身都不舒服，直到戴上支具下地的那一刻，看着镜子前面笔挺的自己，我瞬间觉得，一切都是如此值得，未来我可以无所畏惧，勇往直前了。手术很成功，感谢李主任和他带领的团队，感谢所有上海长海医院的医护人员陪我度过人生第二关。

术后经过 1 年的休养，我再次回到校园，回到集体生活中。表面上看我和其他同学一样，但我内心自知差别所在，我几乎不参加任何体育活动，上学、放学因为书包较重都由家人接送，和同学之间也尽量避免推碰。高中阶段课业繁重，升学压力大，虽然父母对我十分体谅，但学校还是会以成绩论英雄。所幸，我还是通过自身努力，考取了一所不错的大学，成功度过了人生第三关。

时光如白驹过隙，转眼我便面临大学毕业后就业的压力。我的专业是新闻学，对口方向应该去媒体当一名记者，从内心来说，我非常喜欢这个专业，对记者这个职业也向往已久。我曾在某晚报实习一段时间，每天凌晨 4 点出门，一直奔波忙碌到下午 4 点后回家，几乎没有休息的时间。看到累趴下的我，父母十分心疼，坚决不同意我去报社工作，后来我选择了节奏相对慢一点的出版社。

一眨眼，即将要到而立之年，全家人都开始关心我的感情生活，单位领导也要替我介绍对象。但我对这方面较谨慎，一般女孩都喜欢被追，而我选择主动追寻。桃之夭夭，其叶蓁蓁。我坚信能找到心仪的人，我的自信与良好的术后矫形效果密不可分，很难想象，如果我没有动手术，我该如何去寻觅我的另一半。

2012 年 9 月，我出嫁了。之子于归，宜其家人。婚后不久，便迎来了我们爱情的结晶。我曾写过一篇《生命日记》，记录了我怀胎 10 个月的孕育历程。因为身体条件所限，十月怀胎历尽了各种兴奋和担忧，我再次选择了上海长海医院，认真做好每一次产检。怀孕后期，我白天还坚持正常工作，晚饭后每天散步。约孕 34 周时，医生告诉我羊水偏少，需住院观察 1 周，为了使羊水达标，我每天要喝许多水。2014 年 9 月 2 日，我的宝宝顺利健康诞生了！后来我才知道，我的剖宫产手术属于风险比较高的类型。为此，我的主刀医生还组织多学科会诊，讨论我的生产方案，确保我能顺利生产。

回想起这一道道关卡，不禁让我想起周华健的一首歌：把握生命里每一次感动，和爱的人热情相拥，不经历风雨，怎么能见彩虹……如果没有李明主任和悉心治疗我的医护人员，我不知道我的人生会是怎样的轨迹。如今，我拥有了满意的事业、美满的家庭、光明的未来，对人生充满了热忱与期盼。所有经历过的痛苦，都会是我生命里宝贵的财富，每一滴流过的泪都是珍藏在心底的钻石。我坦然接受我的过去，珍惜我的现在，大步奔向我的未来！

谨以此文，表达对我的父母、爱人及上海长海医院李明主任及其团队医生们的衷心感谢！希望能给读者一些启发，为脊柱侧凸疾病患者减轻一些心理压力，也可谓达到此文之目的。

2. 生命以痛吻我，我要报之以歌

2018 年 10 月 13 日，阴。站在上海长海医院 6 号病 11 楼脊柱外科病房前，我怀着忐忑复杂的心情。今天是表妹脊柱侧凸手术后的第二天，她精神不错，还能不时与我聊天打趣，我不禁感叹：医学技术发展真是了得，才第二天就能有这般气色！但轮到我又会是怎样一番情形呢，我不知道。

2019 年 1 月 05 日，晴。表妹来医院进行复查，顺便来病房看望我。许久不见，表妹脸圆润了，状态更好了，化着淡妆的她充满了活力，洋溢着青春气息。虽然我术后恢复得没有如表妹一般快，但此时也卸下了内心沉重的包袱，对世界充满了感激，内心无比的敞亮。

2018 年，对我们姐妹俩来说，真是不平凡的一年。

2018 年 6 月 1 日，晴，又是一年儿童节。女儿养的白玉蜗牛居然"越狱"了，新的一天就在全家找蜗牛的喜剧中开始。找遍各个角落，最后在天花板上发现了它肥硕的身躯，我们对着它哈哈大笑，谁说蜗牛爬得慢的？

这一天，原本应该在各种精彩的小游戏中，陪孩子们度过属于他们的节日。但是最近越来越严重的腰背部疼痛，让我不得不去一趟医院，无奈下选了这一天。如今想起来，年轻人身体不适却不去检查，固然有工作忙不便请假的理由，但更多的是仗着自己年轻，对健康问题不重视。这也是我第一次发现，自己是何等的无知。

医生让我拍片后不要等成片，直接去他办公室。从医生电脑上看到自己脊柱全片的那一瞬间，我脑子"轰"的一下全懵了，虽然我知道第一次手术之后我可能还存在侧弯，但是没有想到这么弯，而且是触目惊心的 S 形。当年术后的脊柱片子，由于没有妥善保管，已不得而知，我不知道如何一步步加重至此。医生的电脑能够自动测量 Cobb 角，大概又有 50° 了。

"你为什么要把内固定取出来呢？"

"你这矫正过的，还不如不矫正呢……"虽然后面一句是小声地嘀咕，但其中的意思，已经不言而喻：我的第一次矫形手术失败了。最后，医生有些无奈地跟我说："你现在已经35岁了，骨骼也基本定型，就这样吧，回去游泳锻炼，每半年过来复查一下。"他的语气给我感觉：如果没有第一次的手术，他会给我制订更加优秀的"手术方案"，但是现在，他始终没有说出"手术"二字。我也没有多追问，拿了开的药回家了。

孩子她爸看到我的脊柱全片，明显也有点懵了，虽然婚前他十分清楚地知道我的情况，但这是他第一次看到我的脊柱状况，他在为我担心和忧虑。我的心里五味陈杂，泪水默默淌下，却始终说不出一句话来安慰他，或是安慰自己，我不知道自己未来会变成怎样，会继续怎样的人生。

我装得若无其事，下午回学校参加孩子的跳蚤市场，和女儿一起回家，听她兴奋地讲述着这一天的经历。我打电话给妹妹，同她说了就诊情况，倾诉了自己的懊悔：1997年做的脊柱矫形手术，到2003年拆除内固定，特别是拆除之后，以为治疗脊柱侧凸这事儿就从我的人生中翻篇了，再没有去复查，一次也没有。老妈打电话来问我情况，我强装镇定地回答："还行吧，说不定要再来一次手术，我打算暑假抽空去上海看看，不用担心。"

吃了药的几日，疼痛的确有所缓解，但是身体的不适感与日俱增，我的肩膀已经开始高低不平，无论坐着还是站着久了都会很难受。所有的感觉都告诉我，如果只是继续半年复查一次，就只能眼睁睁看着情况一天天加重，无论如何，现在每天这样的生活质量是我不能接受的。我首先想到当年的主刀医生，但是已经过去20年了，当初手术的教授已经上了年纪，搜索之后也没有找到教授的门诊信息。我开始苦苦寻找医生，虽然现在网络发达，信息渠道多，但是我到处碰壁，没有人愿意冒这样的风险……如何才能找到一位技术精湛又肯为我动手术的医生呢？孩子爸爸通过朋友介绍，发了上海长海医院脊柱外科的几位医生的信息给我。我当时并不知道选哪位，他们每一位都很专业，在看到李明主任治疗脊柱侧凸的信息较多后，我便约了李主任的门诊。事实证明，这是我人生最正确的一个选择。

2019年8月30日，小雨。门诊排队的人很多，我怀着忐忑的心情走进了李主任的诊区。里面有好几个诊室，好多主任的学生，他们白大褂里都穿着整齐的衬衫，特别干净干练，其中一位医生向我询问病史，在片子上测绘角度，然后李

挺直脊柱，笑对人生
脊柱畸形诊疗与康复

主任过来听他汇报情况。李主任看着片子沉默了一会儿，很笃定地和我说："手术吧！"如此直接，这正是我苦苦等待的，但此时我还是有些疑虑。

"可以治好吗？"

"当然！"无比的自信与笃定，李主任不容置疑的语气给了我极大的信心，让我开始有更多的期待。

"那像我现在这种疼痛会改善吗？"

"当然！生活质量起码改善百分之五十以上！"正是我所期待的答案。

"我能推迟 4 ～ 5 个月再来手术吗？"

"可以！"

李主任询问了我的职业，送了一本由他主编的《脊柱侧凸 100 问》给我，让我进入脊柱侧凸患者微信群，群里都是与我一样的脊柱侧凸患者，以及他们的家属，与我有着一样艰辛的心路历程，我们在群里交流治疗过程的点滴，分享治疗成功的喜悦，彼此鼓励。问诊的时间很短，却对我有极大的触动，给了我信心，让我看到了希望。

当天晚上，我对孩子爸爸说："我决定在这里手术。"他说："看来这次门诊给了你很大信心啊！"他说的没错！

拉我进群的这位小李医生后来成了我的管床医生，在我犹豫、焦虑、困惑的时候，他都会耐心回答我的每一个问题。住院过程中我又遇见了赵教授、陈教授、周医生、胡医生和小陈医生，他们都是李主任团队的优秀医师，为我制订了详细的手术方案，让我得以在最快的时间康复。术后 1 周，我就尝试下地了，感觉到自己的状态一天天好转，我满心欢喜，性格也开朗了许多。出院时，小李医生给我留了微信，方便日后联系，我当时心里还嘀咕：这些医生就不怕麻烦吗，又是建群又是加微信的，这么多患者，不怕影响私人生活吗？过了一段时间，我也尝试通过微信询问术后康复的问题，很快就得到了李主任团队医生的细致答复。这一切都让我很触动，对医生和患者之间的关系有了新的认识，体会到了彼此信任的快乐，对"医者仁心"也有了更深的理解。

2019 年 1 月 26 日，晴，翻修术后第 18 天。阳光透过窗户洒下来，无比温暖，微眯双眼，但见尘埃空中飞扬，谁说人间苦难，分明是尘世欢欣。虽然术后至今没有睡过整觉，差不多每晚都会在深夜一两点，被同一个睡姿引起的不适感唤醒，打喷嚏、咳嗽时都小心翼翼，担心影响伤口愈合，背部比较僵硬，感觉也比较麻木。所有的不适，医生一句"你的侧弯不会再加重了"便足以安慰，给我未来生活以无限信心和勇气。生活的苦难，让我更加珍惜现在的所有，庆幸自己能够及时遇到李主任，遇到这么优秀的团队，庆幸自己下定决心再次手术，庆幸自己从始至终没有放弃过希望。如今，最痛苦的时间已经过去，康复之后，我又恢复了正常的生活。

有时候，我们或许有生而为人的孤独感，但经过这一次，我坚定相信，我们从来不是一个人，生命中会不断出现希望，要感激那些关键时刻帮助我们的人。"如果你因为失去了太阳而流泪，那你也将失去群星了。"愿历经生活洗礼的我们，能客观、乐观地看待困境，坦然接受不完美的自己，常怀感恩之心，珍惜当下，充满希望地面对生活。

此时我的眼前有两张照片，一张是 20 年前，初次手术恢复后在外滩的留影，当时还穿着石膏背心，另一张是 2019 年的春天，我戴着相对舒适的支具在上海长海医院脊柱外科病房前的留影。若不是自己亲身走过，我断然不会想到，生活会如此折腾我，但是，一个个可爱的白衣天使让我重新感受到生活的希望。即使生命以痛吻我，我也要满怀希望报之以歌……

3. 一个渴望自信和美丽的女孩儿

1998 年 1 月 8 日，我的父亲为了给我和妈妈创造更好的生活环境，离家去往美国打工。从此以后，妈妈承担起了独自照顾我的重任。那时的我只有 13 岁。据妈妈回忆大概过了一两年，妈妈在为我洗澡时发现我的背部有些异常，虽说不明显但是可以肉眼地看出稍稍有些不对称，那时并不太在意，但妈妈还是找到了我的奶奶咨询了一下。我奶奶当时是第一人民医院内科主任，她说还是来医院找个胸外科医生看一下吧，于是我们就去了，看了之后医生说我是先天性的，没什么办法。虽然有些失望但我们也没有多想，因为根本就没想到会有脊柱侧凸这种病症，满心以为可能就这样了，也不会有什么变化。

可谁能想到情况会越来越糟。由于正处于生长发育高峰期，我右边肩胛骨突出越来越明显，站直时肩膀出现了明显的高低不平，脊柱弯曲程度越来越大。虽然我自身并没有异常感觉，直到妈妈说了我才从镜子里仔细看自己的侧面，多么的畸形，根本就是一个驼背！挺胸站直虽说好些但也是可以看出异常来的，这时我们才发现事情的严重性，但却无计可施，因为不知道上哪儿看病。此时我的内心真正开始有了担忧，青春期的女孩儿对于外形格外重视，而我对于美更是有着苛刻的追求。迷茫和无助每天围绕着我，使我无心上课，无心吃饭，开始在意起他人的目光，甚至觉得总有人在我身后指指点点，这种感觉真的很不好。

或许是老天垂怜，我妈妈无意中得知她朋友的女儿就是上海长海医院某科的护士长，经过推荐和安排，我顺利找到了上海长海医院骨科李明主任，据了解，李主任是国内率先开展脊柱侧凸手术的医生，其临床经验丰富，医术精湛。如今回想那是我的幸运，如果当初接受了手术，那我往后的生活轨迹将会完全不同。可对于当时的我来说打击太大了，当医生和妈妈要带我去病房看脊柱侧凸患者手术后的情况，我瞬间产生了抵触的情绪，我退缩了，宁愿站在病房门口失声痛哭也不愿意接受现实，恨这个世界为什么这么不公平。李医生告诉我们，我脊柱的弯曲角度已经到了 50°，需要接受手术，手术费用需要十多万，这个数字对于当时的我们来说无异于天文数字。妈妈所有的积蓄都给爸爸去美国了，甚至还借了亲戚朋友的，再要拿出十多万根本就不可能。对于当初很多的谈话细节和情绪我都已经记不太清了，我只记得这件事从此便不了了之，我没有再去找别的医生看过，也没有采取其他治疗措施，日子就这么一天天地继续过下去了。

此后我开始带着自卑感小心翼翼地生活，上课我不敢趴在桌子上偷懒睡觉，怕后面的同学会看出我的异样，做作业也是挺直腰背，走路时更是一直抬头挺胸，背包永远背在右肩，和朋友逛街永远走在右侧，看到漂亮的衣服我不敢买，因为穿上就会凸显我背部的轮廓，更别说水上乐园还有游泳馆这些场所了，所有可能暴露我缺陷的地方我都尽可能不去。任何人有意或无意触碰到我的背部我就会异常敏感，就像触了电一样颤抖。等到发育完全时，我发现胸部也是不对称的，大小差异十分明显，这无异于雪上加霜。原本我是个十分讨厌冬天的人，如今我却日日期盼冬天的到来，唯有如此才能彻底地掩盖我的自卑和不堪。毕业后找对象也会因为自卑不敢跟对方表明心意，怕因为身形而被嫌弃。渐渐的，对于另一半的要求越来越低，甚至到了只要不嫌弃我就可以的地步。呵呵！真的是可悲又讽刺！

我在医院的药房工作，每天和几十个承重的药箱打交道，像个男人一样搬上搬下，还要应对源源不断的患者，满药房地取药、发药。久而久之我的胯部开始出现疼痛，可能是因为走路太多的原因，也可能是因为每天使劲搬箱子，背部也开始疼痛。这样的日子不知道持续了多久，我熬到了 30 岁。其间个别同事看出我的异样询问我，都被我含糊其辞蒙混过去了。我不想说，也不愿意说，更不想得到别人的同情。

好在老天垂怜，我遇到了我的丈夫，恋爱前我和盘托出了我的病情，他的反应让我很感动，"爱一个人就要爱她的全部，这种病根本就不是事儿"。他非常珍惜和疼爱我，我们相爱结婚，之后有了孩子。起初我是忐忑的，我怕我的病会遗传给孩子，那将会是又一个悲剧，也怕因为怀孕加重对脊柱的负担，好在这些都没有发生，我顺利地生下了我的宝贝儿子。

原以为生活可以就这么平平淡淡地持续下去。可突然有一天我的背部再一次感到了疼痛，而且腰部也开始有了疼痛的感觉，我意识到事情的严重性，这肯定和我的脊柱有关系。于是我再一次找到了李明医生，如今他已经是教授和博士研究生导师了，他一看我的片子就说："都这么严重了，为何当时发现的时候不做手术？"这句话把我和妈妈问懵了。是啊，早知道这种病会对自己今后的生活带来这么大的影响，说什么当初借钱也要把手术做了啊。可世上没有后悔药，好在我还有的救，这让我稍稍放心些。可是随着生育后体内激素的改变，我的侧弯角度开始逐渐变大，而且速度极快，用医生的话说还会越来越糟，将来的生活质量会越来越差。这些话让我开始担心害怕，我不想以后坐在轮椅上，更不想因为心肺的压迫导致走几步路就要喘，还有那些未知的并发症。

所以这次我坚决要求做手术，全家人也支持我的决定。前几天我结识了一位患同样病的孩子的父亲，从他那儿得知，毋庸置疑目前的手术技术很成熟，要相信李明主任带领的团队一定可以还给我一个健康的身体。如今手术费已不再是问题，我能做的就是相信科学，相信医生，相信自己！从此以后让我成为一个拥有自信和美丽的健康人。

4. 笔直的人生

1988 年 2 月，我出生在一个小山村。那是一个山清水秀的地方，村民们朴实勤劳，日出而作，日落而息。孩子们天真活泼，邻里和睦，生活虽然并不富裕，但日子过得简单却快乐。

我的父母没有读过多少书，由于山里交通不方便，他们一辈子连省城都没去过。但是他们懂得一个道理，就是想方设法要让我多读书，将来能够走出大山，去见见大世面，过更好的生活，不用辛苦地种地栽树。我还有一个弟弟和一个妹妹，父母为了凑齐我们的学费，一年到头勤勤恳恳，节衣缩食，平时一盘肉菜他们都只吃菜，把肉留给我们，好不容易想办法养了几头猪，到了年底要走 70 多千米山路，到县城把猪卖了给我们交学费、买新文具。我心里暗暗发誓，一定要考个好大学，出人头地，报答父母的养育之恩。

15 岁那年，我考上了县城一中，那是全省有名的重点中学，父母很高兴，特地花 200 元给我买了两件新衣服、一双新鞋。父亲说到了城里，你一个女孩子，不能穿着破旧的衣服让别人笑话。拿到新衣服的那一刻，我的眼里满是泪水，我发誓一定要好好学习。高中三年，我每天早上不到六点就起床背英语单词，晚上十二点仍然在做数学和物理题。就这样到了高三，我的腰开始经常酸痛，双腿有时候会发麻，呼吸有时候有点憋闷，我以为是长时间久坐的原因，每次难受时就起身活动活动，也没太注意。

终于功夫不负有心人，2006 年我以高考总分 660 分的成绩顺利地被国内一所著名的"985"高校本硕连读专业录取。拿到录取通知书的那一天，全村都沸腾了，父母更是高兴得合不拢嘴，这意味着我是我们村第一个研究生。进了大学，我更是不分白天黑夜地努力学习、做实验，即便是吃饭，也是匆匆了事。渐渐地，我的腰痛得越来越厉害，有时甚至不得不经常变换坐姿，呼吸憋闷的情况也出现得更加频繁，同实验室的师姐们有时候开玩笑说，晨晨你现在弯着腰含着胸的样子越来越像一个教授了。身体的不适我还不是很在意，毕竟我还要争取直博，将来出国留学，不能辜负父母的期望。

2015 年，博士研究生二年级，那一天我永远记得，我做完实验起身突然身体一阵疼痛，很快便失去知觉晕倒在地，导师和同组师兄马上把我送到医院。经过急诊检查和骨科会诊，初步诊断为脊柱侧凸，由于长期没有引起重视，脊柱侧凸导致胸廓、骨盆发生了改变，压迫了部分内脏，必须手术治疗。

父母听到我生病住院的消息，一辈子没有到过省城的他们，连夜倒车来到武汉，当听医生说起由于小时候营养不良，身体发育不好，加上长时间弯腰久坐，脊柱长期侧弯，手术难度极大，甚至可能需要多次手术才能彻底改变脊柱及胸廓、骨盆结构，预计手术费用至少需要 20 余万，而且一旦手术中出现并发症，可能下肢瘫痪。听到这些，父亲沉默了，母亲默默抹起了眼泪。虽然我上大学后父母通过改变农作物耕种种类，开展副业养殖，改善了家里的经济状况，但年收入依然没有超过 4 万元，弟弟妹妹上大学一年学费生活费就要将近 2 万元，家里积蓄不到 6 万元，这 20 余万手术费，至少需要父母积攒 10 年。我哭着让父母不要为我花这个钱，我可以躺在床上继续做实验完成学习，将来自己挣钱做手术。父亲慢慢抬起头来看着我，离家这么多年，我第一次认真地看父亲的脸，那是一张充满沧桑倦容的脸，生活的艰辛在父亲的脸上留下了深刻的印迹，他缓缓地说："晨晨，我和妈妈、弟弟、妹妹都以你为傲，我和妈妈心里最希望的，就是你不要再走那弯弯曲曲的盘山路，你要走一条笔直的人生路，我和妈妈不会不管你！"

也许是苦心人天不负，老天垂怜，我导师通过朋友打听到上海长海医院骨科李明主任擅长脊柱侧凸的手术治疗。于是我们抱着一丝希望，来到上海找到了李明主任。李明主任是国内外知名的脊柱外科专家，尤其擅长脊柱侧凸的手术治疗，但他本人丝毫没有架子，在深入了解我的疾病情况后，当天便专门安排科室腾出一张床位让我住院，亲自为我进行脊柱外科专科检查，入院第二天，就协调麻醉科、胸外科专家等进行联合会诊，入院第三天，就制订了详细手术方案，入院第四天就安排手术。李明主任及其领导的医生团队的工作效率和专业素养让我钦佩，但我同时也为手术费用发愁，手术前一天下午主任查房的时候看我闷闷不乐，了解缘由后，笑着开导我说："你可是女博士，那么难的书你都读了，我能让你为费用发愁吗？"我十分疑惑，但又不好意思直问，只能祈求手术过程顺利。

经过 3 个半小时的手术，我缓缓从麻醉中醒过来，仿佛经历了一次凤凰涅槃，在伤痛中感受重生，母亲兴奋地告诉我，手术十分成功，以后不用再做第二次了。

术后第五天，我就尝试在父母的帮助下在病房里慢慢行走，术后第十天，我顺利康复出院。办理出院手续时，管床医生告诉我，主任尽可能用最少的手术材料达到了最佳的手术效果，而且协调医务部门减免了部分住院费用。我敲响主任办公室的门想当面表达感谢，然而主任并不在办公室，护士说主任去教学了。我心里百感交集，默默地在心底祝愿李主任好人一生平安，祝愿上海长海医院脊柱外科越来越好，帮助更多和我一样的脊柱侧凸患者，是你们给了我们未来和第二次生命。

仁心、仁术、仁爱，在李明主任身上体现得淋漓尽致。我的人生经历过这一次小弯曲，涅槃后也变得更加笔直，博士毕业后我作为学校交流访问学者前往美国继续学习深造，我把我的故事分享出来，除了想向李明主任致敬，更想将来能像他那样，用所学的知识帮助更多需要的人，让更多像我一样来自贫困大山的人，能够拥有一个笔直的人生。

5. 一段难忘的人生经历

27 年前，在一个宁静的平安夜，随着哇哇的啼哭声，一个小生命从此诞生了。没错，那就是我啦，一个对世界充满好奇的我。

我在家里排行老二，在我的前面，还有一个特别疼爱我的姐姐。从古至今，我想每位家长都是孩子的守护者和庇护所，首先考虑的都是孩子，想着怎样让孩子接受好的教育，考上好的大学。刚出生的那一年，爸妈为了我们能够在县城里上学，不惜借钱也要在县城里买房，这样我们就可以在县城上学了，也因为买房家里欠了很多钱，因此我们从小的生活都过得特别节俭。爸爸在我 9 岁时去往远方的亲戚公司谋生，每年只回家两次左右，于是照顾我和姐姐的重担就压在了妈妈身上。

日复一日，年复一年，4 年就这样过去了，这时的我已经 13 岁了，家里的情况也渐渐地变好了，正当看见一束阳光时，随之而来的又是一场更令人难以接受的变故。我清楚地记得，那是 2006 年的冬天，天气寒冷，妈妈像往常一样帮我搓背，突然听到妈妈很惊讶地说："燕子，你的后背怎么会一边高一边低，怎么回事啊？"当时的我才 13 岁，刚上初一，正处在懵懵懂懂的年纪，我也不清楚是怎么回事，心里一边担心着一边安慰自己，应该没有什么事。洗完澡回到家中，妈妈便向家人说了我的情况，当时家人都建议赶紧去医院做详细的检查。很快结果出来了，映入眼帘的竟是我不敢接受的事实，脊柱长弯了。对！就是脊柱长弯了，医生称之为"脊柱侧凸"。由于年龄较小，医生不能明确病因，建议去专业的大医院进一步确诊病因。当时的我们特别无助，家人从来没有听说过这种病，毫无求医方向，只有担心和迷茫。

终于，偶然的一次机会，三叔知道了我的病情，三叔的朋友告诉我们李明教授正是治疗脊柱侧凸的专家，建议我们去上海长海医院寻求李明教授的帮助。听到这个消息，我的心中又燃起了希望。到了上海，经李明教授检查，发现我脊柱的侧弯程度达到了40°，而我当时正处于发育期，侧弯的程度会变得越来越厉害，所以，最好的治疗方法就是通过手术将其矫正。当我听到"手术"这个词时，心里特别害怕，当得知手术费用需要16万时，更是吃了一惊！这个数字对于我家来说无疑就是天文数字，家里刚刚还完债，哪里还有这么多钱给我治病呢？就这样，在上海长海医院的第一阶段求医就先告一段落。

回到家，爸妈非常揪心，一夜白了头，我心里也不是滋味。虽然16万对我们家来说是一个天文数字，但是爸妈并没有因此而放弃对我的治疗，为了凑医疗费，他们想方设法地向亲戚朋友借钱。与此同时，我继续我的学业。此时的姐姐正上高二，听说吊单杠对我的病情有帮助，每天放学都陪我在学校吊半小时单杠。令我心痛的是，姐姐由于过分担心我，不断掉头发直至脱发，上学期间每天都戴着帽子。

时间过得很快，大概过了一个多月，钱终于筹得差不多了，我很幸运地住进了上海长海医院，这时侧弯的度数已经从40°弯成55°。手术前我特别瘦，护士建议我坚持吹气球和爬楼梯。住院期间，认识了许多大姐姐，我们每天约着爬楼梯、吹气球，相互打气，相互鼓励。手术前经历了一系列的检查，在李明教授和他带领的团队的研究下，很快为我制订了详细的手术方案。

2007年3月14日，这是一个让我终生难忘的日子。这天下着特大暴雨，手术持续了一整天，当李明教授走出手术室告诉爸妈手术很顺利时，他们的心才终于放了下来。手术后的每次查房，李明教授都特别认真地询问我的康复情况，待人也特别亲切和蔼，他高超的医术也令我钦佩不已。

手术后经过半年，我的身体得以完全康复。我整个人都变得自信起来，而且也变得越来越坚强，遇到困难时也学会了自我安慰。回到学校，我更加认真地学习，制订了新的学习目标，后来我顺利地考试上了我们当地的重点高中，也顺利地考上了大学并找到了满意的工作。回想当初，如果没有及时进行积极治疗，哪会有现在美好的生活。在困难面前，选择面对还是逃避直接影响着未来。过了那么多年，我时常陷入回忆，如果当时没有遇到李明教授，没有听从他的建议，我现在可能就是一个瘫痪的人，可能连生活自理的能力都没有！非常感激李明教授及其他医护人员给了我第二次生命，怀着感恩的心，我也会尽我所能将祖国未来的花朵浇灌好！

从2007年手术到现在，这么多年过去了，这件事在我的记忆当中依旧是那么得清晰。在此期间，我也去上海长海医院骨科复查过很多次，每一次复查都很期待跟李明教授的见面。为了方便交流，在李明教授推荐下我加入了脊柱侧凸患者微信群，有些病友向我询问看病经验，我都很确定地告诉他们，很多年前我的手术就完成得那么好，这么多年过去了，也没有留下任何手术后遗症和并发症。李明教授及其团队的医术精湛，不用担心，配合医生治疗就是对孩子最大的帮助，同时要多鼓励孩子，帮助孩子建立信心。

十三年过去了，当年患病那些往事依旧历历在目，但那都是短暂的，只要坚定地战胜病痛，就会变得自信美丽，人生就会散发光芒！

6. 谢谢你给了我一次新的生命

我写这篇文章，是为感谢帮助我、医治我，让我在青春花季重获新生、重获信心的医生。感谢李主任及他的医疗团队，让我有再次挺起脊梁的信心。

我家共有 4 个孩子，我在家排行第三，家境比较普通，甚至可以说是比较困难的，因为我们一直以来都要依靠政府的补贴救助维持生计。从小阿爸和阿妈告诉我们："如果想走出这个小村庄，就必须努力读书，因为读书是你们唯一的出路。阿爸和阿妈当了一辈子的农民，靠着政府补贴才能勉强维持生计。贫穷并不可怕，可怕的是你没有为之去奋斗。阿爸和阿妈不希望你们这辈人同我们一样吃苦。"我们四个小孩都知道贫穷让人害怕，阿姐和阿哥的成绩都是名列前茅，初中时她们通过努力免了学费，还有学校的贫困补助。我把阿姐和阿哥当成我的榜样，不懂就问，拼命地努力学习。因为阿爸和阿妈身体不好，干不了太重的活，阿姐和阿哥升入寄宿学校后，我放学后需要帮阿爸和阿妈干活。由于晒的时间比较多，我比同龄的小伙伴都黑，由于营养不足，我也比同龄的小伙伴要瘦小，但是我却能比她们力气大。随着慢慢长大，我以为自己能帮父母多做点事。可是六年级时，一场噩耗的到来打破了这个贫穷家庭的宁静。

我仍然记得那是一个周末，我同阿爸和阿妈正在家里的玉米地清除玉米秆，当我将玉米秆绑好后放在背上想跨上田基时，突感腰部疼痛难忍，直接倒在田地间。阿爸立马向同村叔叔借车，带我去县城医院看病。但是由于县城医院的医疗设备不齐全，医院建议我们去市里的大医院检查。经过市里医院拍片检查，发现我的脊柱是弯曲的，医生建议尽快手术，可是巨额的手术费令我们望而却步。当天晚上我和阿爸将近十一点才回到家，看到阿妈还坐在漆黑的屋中默默地等消息。阿妈得知我的病情后，一家人都陷入了沉默。阿妈劝我早点休息，可是我一个晚上都没有睡着，这是我人生中第一次失眠。

第二天一早，亲朋好友听到消息都来到我家，坐在一起讨论该怎么办。爷爷坚定地说："丫丫还这么小，又懂事又听话，学习又好，现在的状况还不是很严重，无论如何这个手术都必须做啊，没钱就去借，这个手术必须做！"家人都表示支持，有钱出钱，有力出力，村委了解我的病情后，立即组织捐款，给我筹集了一笔医药费。家人和村友的支持令我感动不已，他们奉献的每一分都是一份浓厚的爱意。

通过市区大医院的介绍，我们找到了上海长海医院，认识了李主任。李主任详细了解并为我做了体格检查后，安慰我说："你的病情并不是很严重，现在还很小，早些治疗对以后的身体发育非常有帮助！"李医生温暖的话语和慈爱的笑容就像一缕阳光，给我阴霾的头顶撒下了光亮。终于我迎来了手术，阿爸和阿妈在手术室门口摸着我的头对我说："无论结果如何，阿爸和阿妈都会在你身边陪着你。"我忍不住哭了出来，李医生轻声安慰我："相信我们，我们的团队不会让你失望的。"经过几个小时的手术后，我被推出手术室送进重症监护病房，几天后就转入普通病房，开始康复训练。在阿妈、阿爸和李医生的陪伴下，我康复了，我欣喜万分。更让我意外的是，出院结算医药费时发现费用少了非常多，多方了解才知道，李医生了解到我家经济较为困难，通过各种途径帮我们减少了很多医药费。听到这些我忍不住哭了出来。李医生的仁心和仁术令我敬佩不已。谢谢您，真的很谢谢您，谢谢您给了我一次新生的机会……

如今我通过努力也成了一名医生，希望能通过自己的努力像李医生一样救治更多的人，帮助他们去发现世界的美好，感受温暖与幸福。

7. "直"因有你

我是一个长在黄土高坡上"面朝黄土背朝天"的农民。跟黄土打了大半辈子交道，却还是对它爱得深沉。对于我而言，黄土虽然不如黑土肥沃，但它的朴实和热情吸引着我，以它特有的方式给人带来希望。

我有三个孩子，都还在上学。我最喜欢小女儿，她水灵灵的眼睛好像会说话，每当她看见我回家，都会露出一抹甜甜的笑，我明白，那是她欢迎我回家。她常常坐在墙角边，双手抱着膝盖发呆。我总是怜爱地摸摸她的头，然后对她笑笑作为告别——没错，她活在一个干净却无声的世界里，但这并不妨碍我爱她。我的愿望很简单，只要她能健健康康、平平安安长大，我就心满意足了。

我的妻子身体不好，生小女儿的时候落下了病根子，医生说她干不了重活，于是全家的生计只能靠我一个人维持。但由于我身材矮小，许多活计也不愿意要我，这也使我感到有点自卑，不同于常人的外形让许多小孩子不肯靠近我，更不要说搭理我了。所幸一个善良的果园承包商给我提供了一份工作。我的工作是在一间果园做柿子的养护，除虫修剪施肥，工作量不小，但有一份稳定的工作和收入对于我们家来说真的意义重大，因此我们全家都十分感谢这个承包商。承包商宽容地笑笑说："谢谢的话就不必说了，你也是拿钱做事，不用对我评价过高。"我感激地点点头，决心要更加卖力地照料果园，不辜负承包商的信任。

小女儿偶尔会跟着我一起来果园，我的肩膀左边低右边高，这让我能够用左手轻松地牵住她的手，我特别开心。哪怕一路上基本上没有声音，我的心中激荡着安塞腰鼓的声音，回响着高亢的号子。这些声音都让我联想到刚冒新芽的柿子，是那样美好，又是那样可爱。小女儿看着我，明亮的大眼睛好像直通我"大合奏"的内心，与我一起被快乐的音乐包围。

我总是在想，那些刚冒芽的柿子，它们会不会和我们一样，或许生下来就带着或多或少的缺陷，但却一样以全身的劲儿去闯世界。我的小女儿是这样，我也是这样。每天拖着这奇形怪状的身体还能有机会接触这世界，真的是一件特别幸福的事。虽然没有办法过上正常人的生活，但能够活着这件事本身就是一种幸福。承包商曾说我"知足常乐"，我不太明白这个词是个什么意思，但我知道他在夸我，于是又打心底感到开心。

工作在别人眼里看来枯燥又乏味，我却非常乐意承担这个责任——正是因为没有人愿意做这件事，我才能有一个属于自己的安稳饭碗。虽然工作量的确有点大，但承包商并没有亏待我，这让我既感激又感动，我并没有别的办法回报他，只好更加卖力地照料果园。

日子一天天地流淌，我的身体似乎越来越不中用了，弯腰低头费力不说，偶尔还开始头晕眼花。小女儿也从原来的坐在一旁自己玩，变成了在我绕着果园走的时候紧紧跟着我，在我头晕眼花的时候，她就会抓住我的左手轻轻摇晃，这样我又能慢慢清醒过来。一开始我也没太当回事，反正小女儿一直都在，只要不耽误我的工作，就可以一直干活。我并不太担心自己的身体，再想到家里的三个孩子，我就咬咬牙坚持干下去。

这天早上，像每个普通早晨一样，我牵着小女儿来到果园。不知道是昨天晕倒撞到树干的地方还在隐隐作痛还是什么别的原因，今天整个人特别不舒服。可我不想在家休息，虽然承包商并没有天天查岗的习惯，但我坚信"人在做天在看"，既然拿了钱就要对得起良心，凭良心赚钱才是应该该做的事。但是身体似乎真的不允许我再继续做下去了，一边想着，我的头又开始晕了起来。我不敢硬撑，靠着树慢慢坐下，好一会儿才缓过来。

呼吸似乎也变得有点困难，可我不敢怠慢，"我不能偷懒"的声音在脑海里响起，于是我还是强打起精神慢慢地站了起来。当抓起水龙头刚准备要拧开时，我眼前突然一黑，马上就天旋地转，什么都感觉不到了。

不知道晕了多久，再睁开眼时，发现自己已经躺在洁白的病床上了。我想要坐起来，却发现一动身体就痛得厉害。微微扭头，看见妻子双手绞着衣服泪流满面，孩子们更是用手不停地揉眼睛。我的眼睛也湿润了，看着这三个孩子，我竟不知道如何是好。

"我得了什么病？"我咬咬牙，还是把这句话问了出来。"是脊柱侧凸，不过不用担心，我儿子认识一个医生，已经在联系医生了。"背后传来熟悉的声音，惊得我急忙想坐起来："老板，我不是故意偷懒，我的工钱……"承包商摇摇头，示意我不要再说话："你啊，身体都这样了，还是先别操心钱了！"

承包商的儿子是一家医院的实习医生。从他口中我第一次了解到"脊柱侧凸"这种病，也第一次听说上海长海医院。他邀请我去医院参观，我却犹豫那笔高昂的费用。最终在承包商好说歹说的劝说之下，我踏上了去上海长海医院的求医路，见到了李医生。李医生了解我的病情后安慰道："没事，先治疗吧，费用的事不着急。"我很感动，不停地说谢谢，李医生却摆摆手并不太过在意，忙着和别的医生分析起我的病情。

手术非常成功。出院以后我一直与李医生保持着联系，赶上柿子应季的时候我还会给他们医院寄上几箱。如今小女儿渐渐长大，我的身体不再畸形，能顺利地牵住她的手，这让我十分开心。果园的工人们也渐渐多了起来，承包商让我做了小组长，工钱也翻了倍。我感激的不知道说什么好，一家人总算过上了正常人应该有的生活，这让我开心又自豪。

如今回想起这一切，我依旧十分感谢李医生与他的医疗团队，也十分感谢承包商一家对我的照顾，谢谢你们让我发现了这世界上最美好的东西。"直"因为有你们，这个世界才会变得如此温暖。谢谢上海长海医院，谢谢李医生和他的医疗团队，更谢谢无数个像承包商这样乐于伸出援手的普通人。

8. 春风沐雨，劫后余生

人之一世，殊为不易。在看似平坦的人生旅途中充满了种种荆棘，往往使人痛不欲生。痛苦之于人，犹如狂风之于陋屋，巨浪之于孤舟。百世沧桑，不知有多少心胸狭隘之人因受挫折放大痛苦而不振；人世千年，更不知有多少意志薄弱之人因受挫放大痛苦而志气消沉；万古旷世，又不知有多少内心懦弱的人因受挫放大痛苦而葬身于万劫不复的深渊……面对挫折，我们不应放大痛苦，而应直面人生，缩小痛苦，直到成功的那一天。

我是一个女生，出生于 1993 年。我的家庭虽然简单，但是却很幸福也很温馨。父亲曾是一名国家运动员，母亲是一名普通的教师，家里只养育着我一个孩子。一直以来父亲都不要求我考多高的分、拿多高的名次，他对我唯一的要求就是希望我能够健康、开心地生活。小时候受父亲的影响，我渐渐对体育产生了浓厚的兴趣，初中时因一次机遇代表学校参加排球比赛，通过这次比赛，排球成了我最喜爱的运动。母亲是一位很温柔的女子，我以前疑问过为什么父亲这个北方汉子会被温柔如水的母亲看上。后来忍不住问了母亲，母亲说两个人看对眼就是一生一世，就像我看对了排球也是一生一世。

到了高中我成为一名排球体育特长生，代表学校参加过很多比赛，也拿到很多奖项。这个过程我非常开心，最开心的不是我拿了多少奖，而是打排球的过程让我很兴奋。记得在高三那一年我被安排和其他学校的选手去参加全国赛，那是一次新奇的体验，站在更大的赛场上，我的内心很自豪。然而人生不可能一帆风顺，就像父亲，所有人都以为父亲会在体育界一直走下去，可是因为一次车祸事故，他虽然从死亡边缘被救回来，但是再没能重拾自己热爱的体操。当时父亲也不曾气馁，他说没什么大不了的，活着就是最大的幸运。我没有出车祸，也不是再也不能碰排球了，但是我对排球的接触只能停留在最表面、最浅的层次。

高三那年，就在我准备参加高水平运动员招生考试时，意外出现了。我满心欢喜地拿到体检报告，以为结果一定会是好的，不过在看到脊柱那一栏时，我有些看不明白。老师也怕是大问题，建议让父母陪我去综合性医院进一步检查。父亲知道情况后，马上陪我去医院拍了片。医生说我得了脊柱侧凸，但是目前不是很严重，久了的话身体外观就会渐渐显现出来，希望我们能够尽快采取治疗措施。这位医生建议我在他们医院马上做手术，但是父亲有顾虑，带我回了家。一路上我都在问父亲，我以后会不会都不能打排球了；脊柱不能挺直的话，我是不是就会像老人一样站不起来……当时我的内心是很害怕的，毕竟我还很年轻，既不能坚持我热爱的兴趣，又可能不能像正常人一样生活。但是父亲很有信心地安慰我说一定会好的，这话是真还是假谁也不知道。

可是父亲就真的说对了。有一天，父亲很开心地回来说他找到了一家医院，很值得信赖。说是朋友介绍的上海长海医院，让我去试试，于是我就和父亲坐飞机来到上海。说起来上海还是母亲的故乡，所以去医院那天外公外婆都来了。我们见到了李医生，他给我做了一个详细的检查。检查结果出来后，他对我们说："可以的话手术会更好，因为孩子年纪还小。脊柱侧凸这种病症多发生在青少年的身上，但是也不需要害怕，因为医院有专业人士，还有专业设备。手术之后进行康复训练，康复后不做太过于激烈、可能损害脊柱的运动就可以。"

李医生的话让我觉得很欣喜，我忍不住问他我是不是可以继续打排球，不是很激烈的那种，他说可以。不仅是我，全家人都为我感到开心，至少我不是完全地与自己热爱的事物擦肩而过。手术安排在几天之后，这是我人生中的第一次挫折，也是第一次经历大病，而且还被迫放弃了自己的梦想……但是人生就是这样。终于，我迎来了手术。手术时李医生对我说不要害怕，相信他。经过几天李医生对我的悉心照顾，我一颗悬着的心逐渐放下，李医生无微不至的关怀让我感动又安心。事实也证明我的信任是对的。我的手术很成功，全家都为我感到很高兴，也都松了一口气。

因为我的病情不是很严重，所以手术后直接转去了普通病房。其间学校的老师也特地飞过来看望我，他们带着同学们的祝福前来慰问我，我的心中充满温暖和感动。在后续的康复训练中，李医生每天都会抽空来看我，这让我很感动。一位整日忙碌的医生还悉心照顾一个普通患者，让我感受到了医者的仁心仁术及人间大爱。

最终，我出院了。出院时去向李医生道谢，李医生对我说："美好的未来在等着你，不要因为一次挫折而看不到未来的光芒，老话说阳光总在风雨后。"李医生还祝愿我有一个美好的未来。真的很感谢李医生，感谢爱我的人以及我爱的人。如今的我已经结婚并且养育了小孩，过着幸福的生活。

9. 梦想之火重新燃烧

怎么说呢，这距离我手术过去已经十多年了，想想当年自己还是一个小女孩，如今我已经是两个孩子的妈妈了。那一年对我来说是不幸的一年。写下这篇文章也是为了鼓励自己，生活要有自信，我命由我不由天，关键在于自己。

我出生于广州，父亲是一位企业家，母亲是一位服装设计师。母亲怀我时身体不好，不得不暂时放弃她热爱的设计事业。所幸的是，我安全地降世了。父亲很爱母亲，经常放下公务陪着母亲。我有一个大我两岁的姐姐，姐姐是一名音乐特长生，她非常热爱音乐，而我热爱的是跆拳道。幸运的是，父母非常支持我们的爱好。经过不断地练习，我参加了各种比赛，也拿过很多奖项。谁也不知道生命中会发生什么，能知道的就是生命中总会有绊子，需要勇敢地去克服。母亲有次帮我洗澡时，发现我的背部有些异常，当时我们觉得可能是练习跆拳道的关系，因此没有重视。

2007年，那时我还在读初中，花样的年纪，花样的青春。我还是像以往一样去练习，继续参加比赛，始终没有留意自己的身体变化。直到在一次比赛过程中，我因脊柱部位疼痛而倒地不起。当时我在外省比赛，教练与父母联系后，他们立即乘飞机赶到医院，与医生沟通我的病情。我当时躺在病房里，不知道医生和父母还有教练说了什么，但是我能看出他们的脸色都不太好。我问母亲："妈妈，我是不是会死啊？"那时的自己还不是很懂事，就觉得可能要死掉。妈妈摸着我的头对我说："傻孩子，没有的事，我的宝贝很健康，怎么会死呢？只是宝贝生病了，要看医生。"我在医院住了两天，随后父母就带我回家了。教练也让我先养病，近期的活动和训练都不用参加了。

回到家后，我从姐姐的口中得知我得了脊柱侧凸，没有人告诉我这是什么病，她们特地瞒着我，但是我通过互联网的搜索大体了解了一些。父母不告诉我病情，是怕我知道不能打跆拳道会很伤心。虽然我也很难过，偷偷地哭了一个晚上，可是与不能打跆拳道相比，我更想要能够挺直脊梁，没有跆拳道我还可以学小提琴。我和父母认真谈心，告诉他们不用瞒着我，我会坚强。妈妈心痛地说："为什么我的宝贝要经历这些，你还那么小……"

随后，父母到处打听国内治疗脊柱侧凸最好的医院。母亲国外好友的家人也曾患脊柱侧凸，并经上海长海医院手术治好了。得到好友的推荐，我们立即前往上海。经过详细检查，李主任自信地对我们说："孩子的手术是没问题的，孩子还小而且发病时间并不长，早点医治的话更加有利。"听到这样的诊断，家人和我都燃起了信心。母亲还咨询李主任我是不是还能打跆拳道，李主任回答说可以，但是尽量不要高强度。我很感动母亲对我爱好的关注，也很开心李主任说的话。

随后我开始住院，李主任经常安慰我，鼓励我，让我不要害怕。直到现在，我都记得李主任对我说的那些温暖的话，这让我对手术并没有那么害怕。手术很成功，我恢复了健康的身体，全家人都特别开心。

如今手术成功的我早已结婚生子，我目前是某乐团的一名小提琴乐手，当然跆拳道也没有从我的生命里消失。感谢李医生和他的医疗团队做出的努力，以及他们给予的温暖和耐心，让一个小女孩的未来之光没有熄灭。

10. 感恩新生

我和小贝的相识是一场意外，一场我们生命中都有的意外。今天是我们相约见面的日子，一个值得我们祝贺的日子。

8年前的我25岁，那时的我已经结婚了，并且养育了一个宝宝，是一个女孩子。当时宝宝刚好1周岁，本以为幸福美满的生活可以一直持续，可是却被打断了。我自打记事开始就发现自己背部不对称，背单肩包时看着自己的肩膀有些不一样，我觉得这只是简单的问题，所以从来没有重视。可是我天真的想法却让一个毒瘤在慢慢滋生。我愉快地度过了高中和大学，努力也获得了回报，找到了一份满意的工作，组建了一个美满的家庭。但是上天似乎很喜欢和人开玩笑。

生产后我的腰痛逐渐加重，走路姿势也更加倾斜。孩子1周岁时，我抽空去医院做了全身检查。当拿到检查结果时，我和丈夫都很惊讶，我们都在想为什么会患上这种病，而且拍片结果也表明我的脊柱侧凸很严重了。我们不知所措，医生让我尽快手术，否则会影响正常的生活。我很慌张，害怕这种病会拖累我的一生，看起来弯弯曲曲的样子让我很自卑。丈夫安慰我，他说："无论发生什么，我都会陪在你身边，没有什么困难是不能战胜的。"他的话给了我些许安定。决定手术后，我们又有了新的烦恼。我以为做手术对我来说已经非常艰难，可是当我找不到医院，寻医无果时，我才知道这是最崩溃的事情。家里的亲朋好友都在帮我寻找医院，就在我要放弃的时候，有位同学推荐我去上海长海医院。她说她的女儿在这家医院做过脊柱侧凸手术，并且手术很成功，现在她的女儿可以像正常人一样生活。

我和丈夫决定去上海试试。来到医院之后，我们见到了主治医生李主任，做了系统检查后，李主任建议我尽快做手术。我有些担心地问："医生，这个病可以康复吗？"李主任肯定地答复我："可以康复，按照我们的步骤来，康复没有问题。"虽然李主任这么说，但我还是有些担心。直到我在病房认识了一位病友小贝，她已经完成手术处于康复期。她说自己患这个病已经很久了，而且脊柱弯曲弧度很大。她多番曲折找到了上海长海医院，即使略有疑虑，迫于病情选择了手术，结果手术非常成功，而且康复也非常快。小贝一直安慰我，与我交流手术及康复的注意事项，让我相信李主任的医术，慢慢地我不再害怕。手术前，李主任给我做了很多检查，针对不合格的项目不断优化手术方案。为了让我能够早日手术，李主任及其团队兢兢业业，给了我莫大的鼓励和温暖，我很感谢他们。

终于，我迎来了手术，家人一直在手术室门口默默地鼓励我，为我加油打气。经过李主任及其团队几个小时的努力，我的手术非常成功，这一刻我的心终于安定了下来。经过一个多月的康复训练，我康复出院了。出院当天，我特地让丈夫做了一面锦旗想当面交给李主任，感谢他的仁心和仁术。

如今，我的家庭生活很幸福，还结识了一位好友小贝。我们时常相聚，每当回忆起在医院的那段时光，我们都很感激李医生及其医疗团队。我们也更加珍惜这来之不易的美好未来。

11. 重新挺直脊梁，笑对人生

我是一个在幸福的家庭中成长的女孩，从小衣食无忧，在父母的宠爱中长大，没有经历过什么挫折。本以为我会一帆风顺，结婚生子，平凡而又快乐地度过一生，但上帝仿佛和我开了一个玩笑……

那是个下着小雨的早晨，学校安排了体检。医生发现我的肩膀双侧不等高，于是让我再做X线检查。看着X线片时我懵了，我虽然不懂医学，但也能看出我的脊柱不是笔直的，肉眼能看出明显的弯曲。这是我吗？我回忆起很小的时候，医生好像有说过我存在脊柱侧凸，但当时不严重，我和家人都没有重视，没想到时至今日，竟然发展到如此严重的程度。平日里也会有同学用异样的眼光看我，甚至背后小声议论，我也没有在意，如今看来原来如此。医生说由于我已经成年，骨骼比较僵硬，手术难度和风险都会较大，我害怕了。与家人商量以后，还是没有立即做手术，想再观察一段时间。

大学毕业后，我开始寻找工作，我遇到了更大的打击。有一次应聘，我已经顺利通过了重重笔试，但在最终的面试环节，人事部负责人在看到我的背影后，竟然直接将我踢出了候选名单，让我气愤又伤心。多次相亲也因为身形的问题而告吹。我开始失去信心，变得沉默寡言。其实多年的脊柱侧凸，我的身体早已经适应，身体并没有难以耐受的不适。但是我从未想到，它会给我的生活造成如此毁灭性的打击，原本开朗活泼的我开始变得敏感、内向、沉默。我的生活逐渐蒙上了一层灰色，挥之不去，笼罩在我的心头。我开始向家人倾诉，母亲听到情况后，立即带我来上海求医。

路上关于是否要手术，我和家人争论了很久也没有达成统一意见，直到我们来到上海长海医院骨科，见到了李明主任。李主任仔细看了我的X线片后，笃定地对我们说："手术一定要做，否则病情每年都会加重，让翟医生带你们去看看照片。"我们在小翟医生的带领下看到了许多真实的病例，那都是错过手术时机而不断加重的脊柱侧凸患者的照片，一张张触目惊心的照片给我们敲响了警钟。"成年后骨骼变硬，手术难度会变大，如果不及时手术，每年侧弯角度都会增加，特别是孕期和更年期更会加速进展……"小翟医生耐心地向我们解释道。终于我们全家达成了一致，决定当天住院。

入院后李主任团队医生迅速为我安排了细致检查，请了内科和麻醉科医师会诊，第4天就给我安排了手术。手术过程就好像做了一个漫长的梦，梦中我仿佛看到了自己昂首挺胸、自信满满的样子。梦醒的感觉是痛苦的，我感到整个后背都很痛，胸部更是难受，怎么躺着都不舒服。我的管床医生小吴医生耐心安慰我："原本弯曲的脊柱已经矫直，身体需要几天的适应期，不用担心，很快就会好的。"我顿时感觉轻松不少。

术后的第5天，我戴上支具开始下地行走，镜子前的每一步对我而言都是充满惊喜的，我已经好多年没见到过这么挺拔的自己，原本167厘米的身高经过矫正达到了170厘米。我偷笑地想：现在真的是亭亭玉立了呢。那一天，我一遍又一遍地在镜子前踱步，嘴角带着抑制不住的笑意，我的世界开始重新充满阳光与希望。术前S形侧弯与术后矫正得笔直的X线片对比，让我惊叹于李主任的精湛医术，也终于明白了为什么这么多患者会选择李主任团队托付自己的未来。李医生果真是胆大心细、琴心剑胆的完美写照，如果没有他的高超医术，也就不会有我未来笔直的人生。

如今，我已经在上海的报社顺利入职，有了帅气疼我的男朋友，准备年底结婚。我非常感谢李明主任，感谢上海长海医院脊柱外科的医护人员，是你们让我重新挺直脊梁，笑对人生！

12. 那一年我学会了珍惜生命

"每个人走的路都是不一样的，即使能踏上和别人一样的征途，也无法走出和别人一样的路，能做的就是学会走自己的路。自己的路需要自己经历，没有人可以替代，如果无法走出内心的恐惧，那么没有人可以将你解救。"这是李医生当年对我说的话，这一段话在 11 年前给了我巨大的勇气。让我克服的不仅是身体上的创伤，更是精神与心灵上的创伤。

我 1990 年出生，今年 31 岁。我的父亲和母亲都是商人，很会赚钱，从小到大我都不缺物质上的东西，在同龄人的眼中，我是活得很幸福的人。但是，父亲和母亲由于忙于事业而分道扬镳，爷爷奶奶在我很小的时候因为一场事故去世了，唯一能陪伴我的只有小狗阿寞和照顾我生活起居的阿姨。我没有在任何人身上感受到关爱，最终在 16 岁被诊断患有轻度抑郁症。祸不单行，20 岁时我又被检查出了新的病情——脊柱侧凸。脊柱侧凸加上抑郁症，我很害怕所以没有立刻选择手术。抑郁症患者都是比较偏激的，我曾因为病情对生命失去了希望，选择服用过量安眠药，还好阿姨及时发现并把我送至医院抢救。阿姨得知我是得知患了脊柱侧凸太害怕才做傻事后，突然笑着对我说："笑笑，别害怕，我的婆婆也得过脊柱侧凸，经过手术很快就治好了，阿姨帮你联系医生。"我的好朋友柳柳在知道我自杀后也过来把我痛骂了一顿，劫后余生的我顿时醒悟，原来还是有人在关心我，我要坚强地活下去。

很快，我在阿姨和柳柳陪伴下去往上海长海医院求医。我们见到了李明主任，李主任详细了解我的病情后，初步判断通过手术我的脊柱可以恢复到原来的模样，我顿时重燃了希望。最让我感动的是，李主任是这么多年来初次见面就这么关心我的人。他告诉我："这个世界有很多的美好等着被你挖掘，你缺失了哪一份就会有另一份补回来，没有谁的人生是完美的。人注定要走的坎坷，但跨越沟壑后，迎接你的就是更美好的未来。现在你遇到我，就会发现脊柱侧凸并不可怕，因为我可以帮你克服它。你还有很多爱你的人，我们一直都在。"听了这些温暖的字句，我痛哭了一场，心底最深处的压抑得以完全释放。终于迎来了手术那天，阿姨和柳柳都在手术室门口等我，我还看见了老师和一个同学，她们也来看我了，那一刻我是笑着被推进手术室的。"加油！孩子你可以的！"这是李主任最后对我说的话。最终我坚持挺过来了，手术很成功。这不仅是身体的伤痕愈合，也是心灵的愈合。

我开始了康复训练，其间父母来过，匆匆交代了几句话就走了，我也习惯了这种相处方式，现在并没有什么感觉了。虽然阿姨和柳柳没能一直陪在我身边，但是她们在我出院的时候来接我了。康复期间李医生每天都会来看我，给我鼓励。出院那天，李医生在忙碌之中抽空来送我，还不忘鼓励我。我的内心充满了感激，谢谢他给了我一个不同的温暖世界。

如今我31岁了，身体的外观也跟正常人相差无几。在那次事件后，我发现很多东西都没有那么可怕。我的抑郁症也渐渐康复，并且找到了一个爱我的人，我的丈夫。我也成为一名教师，也是一名志愿者，我想向李主任一样帮助更多的人。我也感谢帮助过我的所有人，你们在我的生命中不可抹去。谢谢温柔的李明主任和他的团队，谢谢阿姨和柳柳。

13. 舞动生命

我叫林夏，是一名芭蕾舞者。我的妈妈是一位国家级芭蕾舞蹈老师，爸爸是一位有名的小提琴家。受家里环境氛围的熏陶，我从小热爱跳舞、喜爱拉小提琴。旁人总说我是父母完美的结晶，一个可以延续母亲梦想的天生舞者，我参加过许许多多的舞蹈比赛，也拿过许许多多的奖项。高考时我报考了艺校，并且以第一名的成绩考进大学。母亲特别高兴，因为我能够如此优秀。我当时就在想：2001年我正好18岁，花样年纪是我最好的优势，我一定要找到最好的自己。我开始了美好的大学生活，每天舞室、宿舍、食堂三点一线。连老师都会调侃我说："林夏这孩子真是太拼了，连我们这些老师都比不过啊！"每每听到这些我都会报之以微笑。如果不是热爱芭蕾，我是做不到如此拼搏的。我总以为芭蕾会好好地伴随我一生，但是因为一场突如其来的意外，芭蕾在我这里留下了遗憾……

在大三的那年，我发现跳舞时呼吸有些困难，当时觉得可能是太累了，多休息就会没事。不幸的是，经医院仔细检查，我被诊断患有脊柱侧凸。妈妈和爸爸与医生在办公室沟通我的病情，让我在门外等候，我不知道这个病是什么，也不知道这个病的严重程度。当爸爸妈妈和医生交谈完出来时，他们的脸色不太好，我开口问："妈妈，怎么样，医生怎么说？"妈妈回答说："夏夏，医生说你需要手术，并且是越早越好。"我看着妈妈再次说道："妈妈，那快点手术吧，然后我刚好可以去参加国际芭蕾舞大赛。"那时的我天真地以为只要做了手术，就可以一切恢复原样。可是爸爸的话让我不知所措。"夏夏，你听爸爸说，不是爸爸不想让你手术，是目前我们还没能找到医院给你手术，这家医院的脊柱侧凸手术并不成熟。"我一听就很激动："那就找啊！我还要完成我的梦想呢。"我以为爸爸说的找不到医院已经让我很害怕了，可是接下来的话更是让我跌落谷底。他说我以后可能无法跳舞了。你知道吗，我那时直接崩溃了，不能跳舞对我来说相当于要了我的命。回到家后我将自己锁在房间里，我需要时间来平复杂乱的心绪。跳舞于我而言比什么都重要，我无法接受这样的结果。我靠在门后崩溃大哭。

一个月过去了，仍然没有找到合适的医院。这一个月，我就如同一个没有灵魂的人。我不曾出门，请了很长的病假待在家里，哪里都不去。即使很渴望去参加比赛，可是我注定要错过。我甚至想吃下安眠药结束生命，可是我舍不得，舍不得芭蕾，舍不得爸爸妈妈。我期望着有奇迹能够降临在我身上。又过去了半个月，我的等待、爸爸妈妈的忙碌、亲戚的四处打听终于有了回报。一个亲戚的朋友向我们推荐了上海长海医院，她们说由李明主任带领的团队在脊柱侧凸方面诊疗很有经验，手术成功率很高。听到这个消息的我们很开心，当即决定马上去上海长海医院试试。

经过李明主任及其团队的仔细检查，李明主任说我的病症并不是很严重，还处于中度病症，通过手术可以治愈。"医生，治疗之后，我还可以跳舞吗？"我迫不及待地想知道自己能不能跳舞，哪怕只有一丝希望，我都要尝试。"术后恢复理想，如果强度不大，可以慢慢尝试。"李明主任这句话一说完，我就觉得压在自己心头的巨石没了，忍不住哭了出来。"只要能跳舞就可以，我可以不拿奖，我只要自己还可以当一只天鹅，跳着芭蕾。"

李明主任及其团队经过仔细研究我的病情，在与我们讨论后制订了详细的手术方案。终于迎来了手术的那一天，我异常紧张，但是又觉得放心，因为我相信李明主任的团队能够手术成功，能够让我恢复健康。事实证明，我们的选择是对的，手术很成功。我在麻醉后醒来，妈妈告诉我需要好好感谢李主任，我知道没有李主任，我的生活可能会变得黯淡。经过康复训练，我顺利康复出院。我和爸爸妈妈前去向李主任道谢，正好李主任在给来实习的医生悉心授课。李主任真的是一位称职的医生，为了不打扰李主任，我们留下了一封感谢信，感谢李主任让我找回了自己。

如今的我虽然无法继续投身热爱的芭蕾舞事业，但我仍然在坚持从芭蕾舞中找到自信的自己，我爱芭蕾舞不带一丝的名利。现在的我已经找到自己的另一半，共同养育着我们的孩子，舞动我们的将来。医者便是如李明主任一般，感谢你让我的生命再次舞动。

14. 如今，我也成了你

浙江每年的六月和七月基本都是在梅雨中度过的。今天是一个平静的下午，正在工作的我突然收到李明主任的信息：术后十五年了，希望你能将手术经历写成故事，分享给和十五年前的你一样身处困境的脊柱侧凸患者。我的思绪被慢慢拉回 2006 年，当我坐在电脑前回忆时，还是难免流泪。点点滴滴，历历在目，心疼家人因为我度过了无比煎熬的一年，佩服年纪小小却战胜疼痛的自己，更加感激李明医生及其医疗团队，是他们将我们一家从噩梦中"拯救"出来。心中感慨甚多，希望我的经历能给予脊柱侧凸患者一份力量，相信自己，相信发达的科技，以及优秀的医疗团队。

在小学六年级时，爸爸因病去世了，我感觉天都塌陷了。虽然没有了爸爸，但是妈妈很疼爱我，妈妈并没有因为爸爸的去世而选择再嫁，爷爷奶奶也都对我疼爱有加。伤痛随着时间的流逝慢慢减弱，我告诉自己要好好生活，珍惜身边的亲人，努力让自己变得更优秀。慢慢地到了青春期，身高增长尤其迅速，谁都没有注意到我有些高低肩，脖子两侧的轮廓不一样，但我并没有感到任何痛苦和不适。高三下学期，我打篮球时不慎扭伤腰部被送往医院。医生拿着我的脊柱 X 线片指给我们看，可以清晰地看到我的脊柱呈 S 形。医生建议我们尽快前往大医院进一步明确治疗方案。

我们知道这事不能拖，妈妈了解到上海长海医院的李明主任在脊柱侧凸的诊疗方面经验非常丰富，我和妈妈第二天便去往上海长海医院求医。经过系统检查，李主任拿着片子对妈妈说："您的儿子脊柱已经呈 S 形了，弯曲四十几度，而且有两个弯，最好尽快手术。"我听后立即慌了神，意识到这个不痛不痒的病原来这么严重。我当时很害怕，害怕像父亲一样被病痛夺走生命。当时医生考虑到我已成年，经过与妈妈商讨，决定让我与医疗团队一同讨论治疗方案。在经过几个小时的交谈后，妈妈躲到楼梯间偷偷地哭泣。我知道妈妈很害怕，我也很害怕，我害怕自己会死掉，妈妈又要再次经历失去宝贵亲人的伤痛。我知道妈妈养育我并不容易，将自己伪装得很坚强，努力充当父亲和母亲的角色。我忍不住上前抱住了妈妈。妈妈的一句话让我瞬间泪目："儿子，妈妈的心头肉要是被割了，妈妈还怎么活得下去。"我流着泪使劲地对着妈妈摇头："不会的，不会的，我会好起来的……"

鉴于我快要高考了，李主任安排我先通过支具保守治疗，延缓侧弯的进展。我每天几乎24小时都戴着支具，睡觉也不例外，甚至因为支具的摩擦而导致后背流血。那时我才切身体会到无病一身轻，身上没有任何束缚是多么快乐的事情。在高考前一晚，李主任给我打了一通电话，给予我鼓励，告诉我一切都会变好的，这些暖心的话语温暖了我的心，直至现在我都清晰地记得。高考结束第二天，我立即去上海长海医院复查。检查结果表明支具对我没有作用，我的病情还是没有好转，最后在李主任的建议下，预约尽快做手术。手术前，家人都陪在我身边，李主任也不断地安慰我、鼓励我，让我放轻松。手术很成功，术后我被安排进入重症监护病房观察了几天。麻醉药效过后，伤口的疼痛让我很煎熬，护士经常帮我翻身，经过一些时间的观察，我转去了普通病房，开始了手术后康复治疗。拆线后我才慢慢能站起来走几步，靠着保护脊柱的支具开始渐渐恢复手术之前的生活。

经过1个多月的休养，家人的悉心照顾及医护人员的关护，我的状态越来越好，身体也逐渐恢复。与此同时，我也收获了一个惊喜，我的高考成绩出来了，以624分的理科成绩，考上了我期盼的院校。涅槃重生后，我对自己的人生有了清醒的认识，明确了今后的目标，知道自己想要做什么。手术的成功及优异的高考成绩，将一家人心里的阴霾都一扫而空。出院后的一段时间，虽然行动略有不便，但经过时间的磨炼，我也逐渐恢复了正常人的生活。病症也没有复发，我满怀信心地展望着我的未来。

时间抹去了曾经的苦痛，我对这一切都心怀感激。感谢发达的科技让我从这种病情中得到缓解，感谢妙手仁心的李主任及其医疗团队，感谢关心我的家人朋友，他们让我重获新生，更让我珍惜现下的点点滴滴。如今我也成为一名医生，我希望自己也能像李主任及其团队一样秉持着医者仁心，去救治更多需要帮助的人。好好生活，才对得起自己和疼爱自己的人。

15. 年老心不老，焕发新光彩

我是一名退休老职工，如果不是李明主任，我可能就会一直摇摇晃晃地过下去，生活对我而言不过是一日三餐而已。

我土生土长在北方一个小城市，是一家大型国有企业的普通技师，主要负责生产设备检修维护，生活不算富足，但也还过得去。在当时那个年代，能够在国企工作是相当有面子的，所以我也踏踏实实、认认真真地工作。

1992 年夏的某天，我按制度检查生产设备运转情况，需要攀爬到一个冷却高塔上。当我快爬到台阶顶时，由于其中一级固定螺栓锈蚀突然脱落，导致我从约 8 米的高空坠落，所幸冷却塔下正在进行维护施工，我掉落在安全网上得以缓冲，但背部着地受重伤。送到医院后，医生经过检查，发现我的脊柱多发骨折，由于当时医疗条件有限，我虽被紧急转送到上级医院，但只进行了保守手术治疗。术后虽然能站立，但不能身背重物，走路也需要拄拐杖。

随着年龄增长及当初治疗未彻底，我逐渐变驼背，身体歪斜，一开始只是呼吸憋闷，慢慢地腰都直不起来，而我不过 50 多岁。由于无法工作，只能提前办理病退，虽然单位也给协调办理了残疾证，但微薄的收入，除去每年的理疗、药品费用所剩无几。由于长年依靠拐杖走路，发展到后来几乎不能走路，总是大口喘气。身边的亲戚、邻居都会用异样的眼光看我，所幸家人并没有放弃我，始终在四处求医，奈何脊柱手术难度极高，没有医生敢轻易为我做手术。

2013 年，一位上海的老邻居回来探望我，了解我的情况后，向我推荐了上海长海医院脊柱外科李明主任。他说上海长海医院骨科是国内最早开展脊柱畸形手术的单位之一，积累了丰富的治疗经验。听了他的介绍后，我心中燃起了强烈的康复希望。于是，在家人和邻居的帮助下，我艰难地来到上海长海医院找到脊柱外科李明主任就诊。李主任作为享誉全国的知名专家，并没有我想象中高高在上的样子。我小心翼翼地递上了30年来积累的病历及手术资料，李明主任仔细翻看后，专门嘱咐助手帮助我前去做了影像学检查，而后召集科室专家详细会诊，认为只有矫正畸形，改善脊柱形态，恢复胸廓和腹腔正常形态，才能解决对脏器的压迫问题。评估手术难度后，李明主任决定把我收治入院。

我当时真的激动地说不出话来，我拉着主任的手问："李主任，你真的确定收治我吗？如果手术失败，对你的名誉会带来影响啊。"李主任握着我的手，亲切地说："人民军医为人民，解决病痛是要第一考虑的事，如果对于个人名誉瞻前顾后，那我们科室、我们医院就不会发展到今天这个样子！"

由于20余年的脊柱弯曲对内脏产生了压迫，使得我的心肺功能不好，麻醉有很大风险。脊柱外科启动多学科联合会诊，李主任协调麻醉，同时制订详细的手术计划。手术之前，他亲自带团队再次到病房进行认真的体格检查，并向我和家人说明手术方式和风险。经过4个小时的手术，李主任告诉我的家人，手术圆满成功了。经过1个月的康复治疗，我能自己正常行走，心肺功能也在慢慢恢复。

如今我已经基本恢复正常人的生活，这都要感谢李主任的妙手回春。术后按照医嘱，我每隔一段时间回上海复查，几年来我和科室许多医生都成了老朋友，还参加过科室举办的病友会，每次交流时病友都在感叹：是上海长海医院脊柱外科给了大家生的希望，也给许多家庭带来了幸福。上海长海医院作为一所军队医院，几十年来姓军为民，作为优秀人民军医的代表，他们不计付出，辛苦工作，用严谨细致的治学精神和精湛的医疗技术，为无数患者解除了病痛。在复诊时，我也看到了一些患慢性病几十年的患者，他们和科室的医生、护士已经有了近似亲情的浓厚感情，这正是医护人员以心换心的大爱仁心，让全国的患者对上海长海医院有了无比的信任，这其中很多故事都让我很感动。

回想患病的几十年，我曾经万念俱灰，对生活毫无希望，可以说是苟延残喘，看着家人为我全国各地四处奔波，而病情没有丝毫好转，我内心对他们感到十分愧疚。从二十多岁到五十多岁，亲友异样的眼光也让我格外难受，如果不是恰巧遇到了上海长海医院脊柱外科，遇到了李明主任，我很难想象我的下半生将怎样度过。每逢过年过节，我都会给李主任及其医疗团队逐个发一条祝福短信，感谢的话说再多也不过分，也希望他们能够为更多像我一样的患者带去健康的希望。感谢上海长海医院，感谢上海长海医院脊柱外科，感谢李明主任及其团队，你们是中国医疗界璀璨的明珠。

16. 陪伴是最长情的告白

有些人说生活很平静，平静的就像一潭死水。有的人说生活很动荡，可以摇晃起所有的大风大浪。生活中必不可少的就是大风大浪，没有一直处于平静的生活。无论是平静的还是摇晃的，最重要的还是取决于当事人的心态。面临困境时，也许会崩溃，也许会很冷静，也许会做出偏激的行为。在无风无浪时，有的人会去寻找大风大浪，因为他们充满了冒险精神，他们觉得只有这样，自己才能过得更好。但无论何时，无论何种情况，我们都应该记住我们内心的平静，因为这一切的出现让我们更加的平静。

我的父母都是教师，母亲教语文，父亲教数学。旁人觉得有父亲这个数学老师在，我的数学肯定不会差，但事实是我的数学只能保持在及格水平，并没有想象中那样优秀。相反的，我很喜欢语文，也表现出了较高的天赋。母亲经常被我缠着没有时间干别的，最后她决定让我每天在书房里看书两小时，这样她就可以处理自己的事。我对阅读的热爱就是这样培养起来的。

同学和朋友知道我非常喜爱文学，送给我的礼物都是和文学相关。我对于看书很着迷，一旦坐下来就会很长时间都一动不动。25 岁时，我与丈夫（韩）结婚并养育了一对双胞胎。我的婚后生活很幸福，丈夫知道我热爱写作，也非常支持我坚持自己的梦想，这便是我不曾放弃写作的原因。

写到这里终于要进入主题，其实自打初中（1993 年）开始，父母就发现我背部膨隆，经医生诊断为脊柱侧凸。父母一直很关注我身体的问题，也在通过各种关系帮我了解治疗方案。由于当时信息闭塞，懂得治疗该病的医生寥寥无几，生完二宝后，我明显感觉脊柱弯曲加重，经常伴随腰痛。某天偶然在东方卫视看到上海长海医院李明教授在做科普讲座，他擅长治疗脊柱畸形，于是我马上去挂了李医生的门诊号。李医生给我做了详细检查后，判断我的脊柱侧凸需要手术治疗，术后对于我热爱的阅读基本没有影响。与李医生谈完后我选择了先回家，并不着急住院。

回到家后父母就问我情况，我和他们表示没多大的事但是需要手术。其实虽然表面上说得如此轻松，但是我的手心都已经冒汗了。毕竟除了生孩子，我还没进过手术室。我在等着韩回来，因为我觉得需要有人能给予我温暖。等待也是煎熬的，晚上八点韩终于回来了。我和他说了我的情况后，他第一时间就是抱着我，因为他知道我害怕。足足半个小时我们没说话，但是我们却都懂对方要表达的意思。之后韩和我聊了一个小时，最终决定去手术，这只是一个小小的挫折，没什么值得害怕的。想想身边的亲人我就不害怕了。

第三天我就去医院住院了。手术前几天，我还是挺害怕的，想着为什么我会得脊柱侧凸，一直折磨我这些年！可是有时候人生就是这样，不可能十全十美。其间李医生一直安慰我，鼓励我："不要害怕面对病痛，病痛不可怕，可怕的是你不能面对他。"没错，病痛不可怕，我应该要坚定地面对他。在手术那天韩、父母和大小宝都在手术室门口给我加油打气。

本来还很紧张的心情在看到我的宝贝时，我就觉得不害怕了，宝贝们叫我"妈妈"给了我莫大的勇气。手术室里，我问李医生我真的可以康复吗？李医生微笑着给了我肯定的答案："相信我，相信我们的团队。"简单的几句话，却让我紧握成拳头的手放松了。

当手术室的灯熄灭时，我被推出了手术室，过程很漫长，但是结果却是完美的，手术很成功。一家人都沉浸在劫后余生的喜悦中，我们并没有忘记这个功劳源于谁，非常感谢李医生和他的医疗团队。虽然药效过后有麻醉疼痛，但是受伤的地方得到了慰藉。出院那天，我们本想请李医生吃饭，但是李医生已经外出参加学术会议。医术再高，也不曾放弃学习，李医生真得很值得人敬佩。

现在距离那份伤痛已经很多年，但我还是要感谢陪伴我的家人，感谢李医生和他的医疗团队，感谢他们为我付出的努力。现在我的孩子已经上学了，我的家庭也越来越幸福。当有朋友向我咨询去哪里治疗脊柱侧凸时，我总是会向他们推荐上海长海医院，因为那是一家值得信赖的医院。加油吧，直面人生，没有什么好害怕的。

17. 夕阳无限好

我的名字叫杜阿云，今年 61 岁，来自江苏。我 17 岁时发现腰有问题，站也不舒服，坐也不舒服，农活也干不了。所以我就外出打工，不在家里干农活。当时家里经济条件不好，负担不起去大医院就诊的费用，就采取了医生说的保守治疗方法，每天把胳膊抬高，注重锻炼。

三十多岁结婚生孩子过后我得了骨质疏松，导致病情越来越严重，伴随的症状也慢慢显现出来。经过医院检查，发现脊柱已经压迫到肺部，所以我会感到胸闷，呼吸也不顺畅，夜里睡觉时需要把枕头垫得很高才能睡。随着弯曲度越来越大，我也渐渐变得自卑起来。到商场买衣服都会买大一码来掩盖自己脊柱侧凸的病情，到浴室洗澡也习惯待在角落里，生怕被别人看见。这些种种都令我的人生变得灰暗。

2009 年我决定去南京求医，那时候脊柱侧凸已发展到 40° 左右，医生对于手术治疗我的侧凸没有很大胜算，经过深思熟虑之后我决定先回家。后来在网上查到李明教授是全国治疗脊柱侧凸的权威专家，经过与家人商讨，2014 年我便前往上海长海医院求医。经医院检查，发现我的脊柱侧凸度数已经达到 68°，李明医生建议我尽快做手术。面对高昂的手术费用我有点犹豫，同时害怕手术失败，久久不能做出决定。李明主任忧心我的病情被耽误而威胁生命，多番劝解，仔细斟酌后我决定接受治疗。事实证明，手术非常成功，5 天后我戴上支架就可以下床慢慢行走了，身高还比以前高了三四厘米，释压的同时也觉得很开心。

回到家恢复了一段时间，慢慢地卸掉支架，慢慢地行走。恢复没多久赶上女儿读初三，需要我去陪读。由于身体没有完全恢复，所以干活时自己就很注意，不拎重物，重的东西经常让女儿帮我拎。我建议做完手术的患者也要注意不要拎重物，其余的就不影响了。术后我感觉身体状态非常好，坚持去上海长海医院复查，医生也说我恢复得不错。通过手术让身体恢复健康后，我也找回了自信。因为很自卑，以前都不想出门见人，现在就变得很想出去玩，也经常出去旅游，出去和别人交流；干家务做农活都没什么问题。去商场买衣服也挑选适合自己的尺码，再也不用挑大码穿了，看见喜欢的衣服就买，要把以前没来得及穿的好看衣服都补回来。我觉得充满自信的人，整个人生都很美好、很光明。亲朋好友和邻居看见我的良好状态都一个劲地夸好，夸手术做得很成功，夸我恢复得好。

我想用自己的亲身经历告诉那些对手术望而却步的病友：不论什么样的手术都会有一定的风险，要相信自己，同时给予医生一定的信任。我当初听到医生讲述手术风险时，准备签字的手也一直在抖，但是我想如果不做手术，身体情况会越来越糟糕，不如选择相信医生。从住院到做手术，再到最后出院，整个过程都很顺利。我时常碰到脊柱侧凸的患者，都建议他们到上海长海医院找李明主任去医治，因为自己治好了，就希望身边跟我一样得这种病的朋友能得到有效的治疗，让他们的人生也变得明亮起来。

我现在跟正常人一样，笔直的腰让我充满了自信。每天晚上我都会坚持锻炼，出去跑跑步，跳跳广场舞，整个人容光焕发，每天的生活都是丰富多彩的。这都是李明主任和上海长海医院众多医护人员的功劳，很感谢李明主任及他的专业的医疗团队。

18. 仁心仁术，播撒希望

　　我是一位平凡的母亲，就职于一家私企，每天早出晚归忙碌工作，到了30岁才结婚。因为错过了最佳受孕时间，加上长期加班身体底子差，曾经流产两次，为了保住这个孩子，我每周打两次保胎针，满身都是针眼。怀孕后期，我几乎足不出户，有次一个人在家时，从客厅去厕所，我几乎是爬着过去的。忍受了几倍于平常孕妇的痛苦，在全家的共同努力下，我的小棉袄终于降生了，见到小天使的瞬间，我便觉得所有的艰辛都是值得的，她是我的第二次生命。女儿从小便生的白净可爱，很讨长辈的喜欢。

　　本以为我的家会一直这么幸福下去，直到有一天，我在给女儿洗澡时，突然发现她弯腰时背部两侧不一样高，我以为眼花了，反复确认之后才如梦初醒——女儿莫不是有什么问题？我和爱人迅速带女儿来到医院检查，医生告诉我们，年仅12岁的女儿得了脊柱侧凸，目前侧弯角度已经超过30°，而且可能会继续加重。我心急如焚，女儿是我的命根子，她还这么小，绝不能让脊柱侧凸影响了她的一生，无论付出多少代价我都要治好她。

　　我开始四处求医，最终在爱人单位领导的介绍下，得知上海长海医院脊柱外科李明主任开展青少年脊柱侧凸的手术治疗多年，是脊柱侧凸方面的专家，技艺精湛。于是我们一家人连夜赶到了上海，挂了第二天李主任的门诊号。李明主任对孩子很和蔼，看了片子之后，李主任很明确地告诉我们，孩子即将进入青春期，脊柱侧凸有迅速加重的风险，要趁孩子骨骼尚且柔韧，建议尽快手术。随后李主任让自己的学生把我们拉进脊柱侧凸病友微信群，群里都是和我们一样情况的患者和家长。他们在群里面分享自己一路走来的心路历程，相互鼓励，共渡难关，分享治愈后成功的喜悦。看到一个个孩子走向康复的例子，我和爱人对手术更加有信心了。

住院之后，李主任团队的医生们很是专业高效，迅速安排了术前检查和多科会诊，在李主任的带领下很快确定了手术方案，很快开展了手术。女儿从小体质就偏弱，经历了这次大手术后显得尤其虚弱，术后第二天李主任查房，一看女儿便嘱咐团队的医生："查个血看看血红蛋白，为什么脸色这么苍白？"当天便给女儿输血治疗了，看着女儿的脸色逐渐转向红润，我悬着的心放下了一大半。术后女儿恢复得很好，术后6天便戴着支具下地行走了，术后10天便康复出院了。出院前李主任交代，术后3个月需要复查一次，以后每年来拍个片子看看情况，并交代团队的医生留下微信，方便我们日后咨询问题。李主任的细心周到让我们全家都很感动，我也终于明白何为"大医精诚"。

回忆整个求医过程，我的内心是满满的感激，李主任的精湛技术，李主任团队医生们的专业高效，上海长海医院脊柱外科医护人员的细致认真，都让我感受到了无比的温暖，让我明白什么是仁心仁术，感谢你们给了我女儿第二次生命，给了我们全家新的希望。

曾经我的女儿是不幸的，她的手术难度及术后的痛苦极大，对于一个孩子而言是莫大的不幸，但她又是极其幸运的，遇到了李明主任和他带领的优秀团队。他们不仅治愈了我女儿身体的疾痛，更是春风化雨般安抚了她的心灵，给了一个女孩阳光和希望，祝愿李主任好人一生平安，祝福上海长海医院脊柱外科越来越好。愿更多的脊柱侧凸患者和家属，能够感受到人间温暖，能够遇见好医生，传递爱与希望的种子，让爱与希望洒满人间。

19. 同胞心相连

我是一名来自中国香港九龙半岛的普通市民，今年 71 岁，祖籍福建，20 世纪 50 年代随父母从菲律宾到中国香港定居，先后从事海鲜、餐饮、房地产行业，年纪大了以后在家休息，家里的产业交给孩子们打理。

早年父母刚到中国香港时，没有稳定工作，以出海捕鱼、贩卖海鲜为生，从十几岁起，我也帮着父母搬运货物，跟着一起出海。后来父母积攒了一点钱，搞近海养殖，虽然没了海上的风浪，但要经常到海水里工作，也十分辛苦。再后来父母年纪大了，我接过父母的工作，一方面继续近海养殖，一方面自己开了个海鲜餐厅，自己的海鲜自己卖，品质有保障，加上自己独特的烹饪方法，吸引了大量回头客。20 世纪 80 年代，借着内地改革开放东风，我和几个志同道合的朋友一起，到大陆投资兴业，从最基本的装修行业做起，到后来逐渐有了自己的房地产公司，虽然规模不大，也算是自己的产业。进入 21 世纪，由于年龄增长，来回奔波力不从心，加之几十年来没有好好休息，患上了高血压，于是决定分别将酒店、房地产公司交给几个孩子打理，我就在九龙家里养养身体。

本以为能够安安稳稳过日子的我，在五年前开始反复出现腰痛、下肢疼痛无力、走路不稳等症状，一开始以为是高血压严重了，没往心里去，直到前两年病情加重，甚至大部分时间只能在床上躺卧休息，才意识到可能问题不简单。孩子们特别着急，先后带我走遍香港地区多家医院，也延请外国专家为我诊治，结论均是脊柱发生退行性病变，脊柱侧凸并压迫脊神经。由于我还患有高血压等基础疾病，医生们建议保守治疗，不建议手术。而我经过两年保守治疗，症状非但没有减轻，却逐渐加重。起初我还能扶墙走路，到如今只能坐轮椅，十分痛苦，儿女们为此也十分着急。

幸得我在内地做房地产时认识一位上海的老朋友，他向我介绍了上海长海医院骨科李明主任。他说李明教授从事脊柱外科工作很多年，在脊柱疾病外科治疗方面积累了丰富经验。因为两年来朋友们给我推荐的医生太多，但都因手术难度大、基础疾病多不敢给我手术，因而我也只抱着试一试的态度在孩子们帮助下乘坐飞机来到上海，通过专家门诊找到李明教授。

见到李明教授第一眼，我惊讶了下，国内知名专家看上去这么年轻，我心里顿时更不抱希望，孩子们跟教授交流我也一点没听进去，也没心情听。过了半小时，大女儿对我说，李明教授决定收我入院，给我做手术，我还怀疑我听错了，直到进入病房我还处于懵的状态。也许是教授看出了我的疑问，第二天早上查房时，李主任花了三十分钟详细为我解释了手术方案、手术可能的风险及并发症，消除了我的疑虑，我也完全心服了教授，虽然看起来年轻，但学术成就非凡，自然是功底深厚。由于我患有高血压，李教授协调心内科专家会诊，控制血压，安排护士长关注我术前和术后身体情况。一切准备就绪后，我在孩子们陪伴下于入院后第四天进入手术室进行手术。手术经历三个半小时，取得圆满成功。术后李教授协调对我进行专门的康复理疗训练。出院那天，我特地自己走到教授办公室，当面表示了感谢。我深知李明教授冒着巨大的风险，但他没有多想，依然做好充分准备，为我进行了手术，我十分感激。

由于几十年来生活在香港地区，我早已习惯了有病找外国医生，对内地医生的印象还停留在听诊器时代，总认为欧美发达国家的医疗水平是最高的，直到这次找到李明教授看病，我才认识到祖国医疗水平的进步、医院设施的先进，已经不输于任何一个欧美发达国家，而医生的医疗技术更是世界领先。另外，也深深地感受到祖国大陆的富强是我们最好的依靠，任何时候有困难都能解决，就像李明教授说的那样，只要是中国人，相见就有亲情在。

住院期间我也了解到，每年上海长海医院骨科都能收治数百例国内外的疑难脊柱疾病患者，在李明教授及其团队的共同努力下都能给予及时救治，十余年来无一例因为手术原因导致的患者意外情况发生。同时上海长海医院基于收治越爱越多疑难疾病患者的实际情况，专门制订了一整套多学科联合会诊机制，不光是我这样的条件好的商人，哪怕是一个普通人，在上海长海医院都能够得到最好的救治。住院期间，李明教授始终保持学者风范，没有因为患者的问题多而厌烦，也没有因为患者的病情复杂而拒绝救治，对于家庭条件困难的患者，他还亲自协调医院医务部门予以减免医疗费用，可以说不光有仁术，还有仁心。

这次治疗过程，让我感触良多，以后我还将继续关注上海长海医院，关注李明教授及其团队的学科发展，如果有必要，希望我能尽自己一份绵薄之力帮助他们救治更多的像我一样患有脊柱疾病的人，我也会努力进行宣传：看病，找中国人自己的医生，只有他们，才能给自己亲人般的关怀和照顾。李明教授及其团队的年轻医生都十分优秀，在他们身上我看到祖国医学将来必将引领世界临床医学发展潮流，我也衷心祝愿他们能够越来越好，祝医院发展越来越好。

20. 文短情长

我是一个农村孩子，家里祖祖辈辈都在这片土地，我的父亲是一个诚恳勤劳的农民，他每次结束一天的劳作后，最喜欢做的就是在晚饭喝二两白酒，和我们细数一下年轻往事。我是家里的独子，父母对我没有太高的期待，只希望我可以平平安安长大，开开心心过日子。但我看着父母每天辛劳单调的工作，内心非常想走出农村，去外面的大城市看一看。

我从小便要强，学习在班里一直名列前茅，小学一直担任班级的学习委员，老师经常对我说，你是个好苗子，要努力学习，考上大学，改变命运！虽然家里条件很差，但我从没有觉得生活是艰苦的，能从书本里学到知识，能获得老师的表扬肯定，我的学生时代都充满了欢乐。小学快要毕业的时候，有一次班里组织体检，医生单独把我留了下来，让我弯腰做了一些检查，然后摇了摇头，让我第二天找父母过来。后来我才知道，我得了脊柱侧凸，并且侧弯的角度较大，如果不做手术，以后会越来越严重，甚至不能维持正常的学习和生活。

父亲听医生说了我的情况，非常着急，立刻四处求人打听，为我联系医生，几经波折，终于了解到上海长海医院骨科李明主任已经开展了很多青少年脊柱侧凸手术，我们全家顿时有了希望。为了筹措手术费用，父亲借遍了所有能联系上的亲戚朋友，一咬牙把家里值些钱的东西都拿出来卖了。看到父亲一次次出门，又一次次失望而归，我哭着闹着说我不治疗了，以后等我自己挣钱了再治。父亲红着眼说："儿啊，爸爸没用，你未来要做个有本事的人，再苦再难，我也一定要让你做手术！"从这一刻开始，我停止了哭泣，我明白只有拼命努力，才能摆脱今天的种种不幸，让自己也让亲人过上好日子。

遇上李明主任是我的幸运，他是国内外著名的脊柱侧凸矫形专家，有着多年丰富的手术经验。李主任不仅有仁术，更有仁心，在了解到我家里的情况后，他主动为我们联系医院减免了部分手术费用，使用价格最低的耗材，精心研究手术方案。手术的过程随着时间的流逝我已经记得不太清楚了，只记得睡了一觉之后，有位医生叫醒了我，"手术很顺利，你现在用力大口呼吸，我们一会儿就回病房了。"手术后一周，我便可以戴着支具回家了，之后我的身体再也没有出现异样。

手术后的几年，我的学习成绩并没有耽误。总感觉不好好念书愧对父母对我的养育之恩，还有对我疾病治愈的巨大花费。几年后，我如愿以偿考上了大学，大学期间我刻苦学习，也常参加一些体育锻炼，并没有因为手术产生太多的不便。大学毕业之后，我考上了公务员，来到了心仪的大城市杭州。在这里我认识了很多优秀的人，他们的谈吐气质、学识见解、工作态度都是很值得称赞的，我时常会感受到自身的差距，但从不会自卑，因为我是通过不断努力一步步走到今天的，我不比别人差。

一晃距离我手术已经过去了 15 年，我现在已经是一个事业单位的部门负责人，有着令人羡慕的事业和美满的家庭。我平日里时常会关注脊柱侧凸的新闻和信息，也会看到一个个忽视治疗而令人心痛惋惜的教训，内心百感交集，我不敢想象，如果当初没有李明主任为我动手术，我的人生会如何，我的未来会在哪里？

2019 年 10 月，我和父亲专程赶到上海长海医院脊柱外科，想当面向给予我第二次生命的李主任道谢，十分幸运，李主任当时正在办公室与他的学生们讨论病例。我十分激动地握住李主任的手，告诉他 15 年前是他为我做了手术，如今我发展得很好，非常感谢他，话说着说着父亲就红了眼眶。李主任也非常高兴，他仔细看了我近期的复查片子，聊起当年的故事，真心为我取得今天的成绩感到骄傲。李主任不会想到，他的一次手术，可以改变一个农村孩子的命运，让我挺直脊梁，证明了农村的孩子，同样也能闯出一片天！

脊柱畸形病例集锦

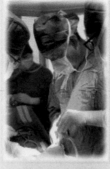

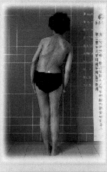

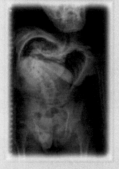

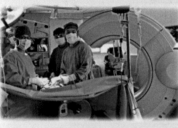

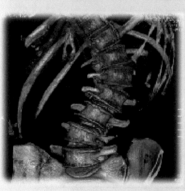

国家重点学科
国家临床重点专科
上海市临床重点专科
中国人民解放军脊柱外科中心
海军军医大学－新加坡国立大学
脊柱畸形联合研究中心

- 患者，女性，17 岁。
- 青少年特发性脊柱侧凸（Lenke1B−）。
- 术前主胸弯 Cobb 角 50°；术后矫正至 9°。

挺直脊柱，笑对人生
脊柱畸形诊疗与康复

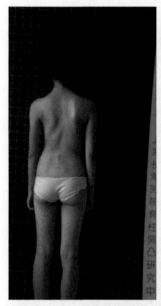
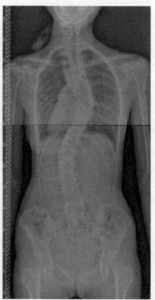

术前

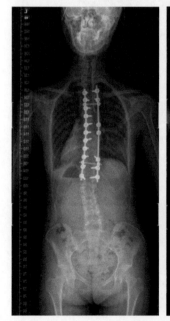
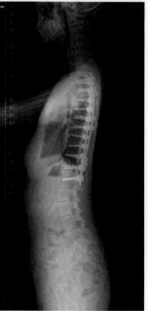

术后（2 年）

病例

- 患者，女性，14岁。
- 青少年特发性脊柱侧凸（Lenke2CN）。
- 术前主胸弯Cobb角81°；术后矫正至9°。

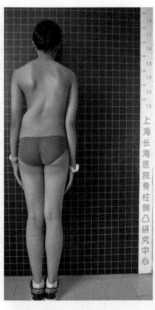
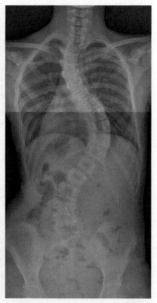

术前

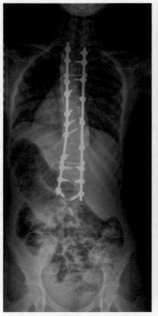
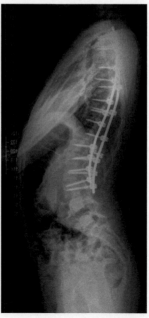

术后（10年）

3

病例

- 患者，女性，17 岁。
- 青少年特发性脊柱侧凸（Lenke1AN）。
- 术前主胸弯 Cobb 角 55°；术后矫正至 13°。

挺直脊柱，笑对人生
脊柱畸形诊疗与康复

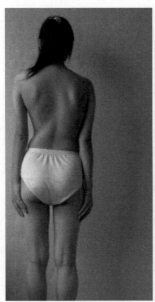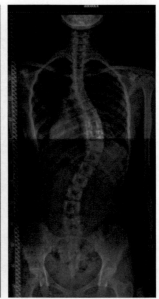

术前

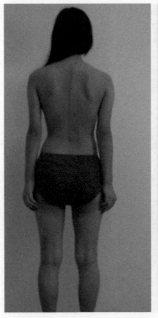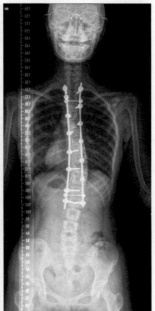

术后（3 年）

4

病例

- 患者，女性，17 岁。
- 青少年特发性脊柱侧凸（Lenke2AN）。
- 术前上胸弯 Cobb 角 46°，且脊柱柔韧性较差；术后 7 年矫正至 15°，冠状面矢状面恢复良好。

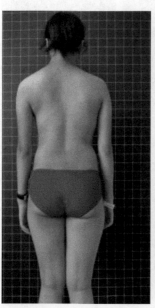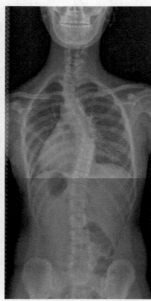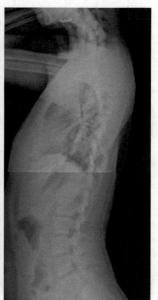

术前

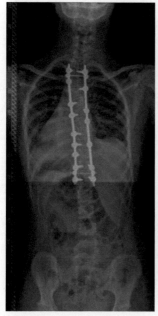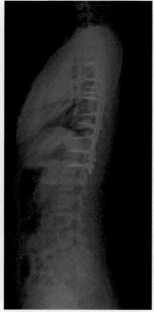

术后（7 年）

5

病例

- 患者，女性，16 岁。
- 青少年特发性脊柱侧凸（Lenke2A-）。
- 术前上胸弯 Cobb 角 55°，主胸弯 46°；术后上胸弯矫正至 18°，主胸弯矫正至 10°。

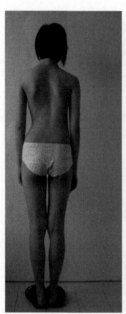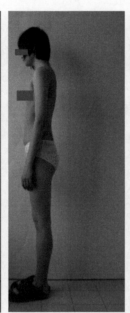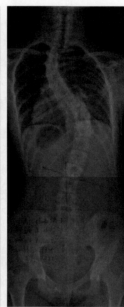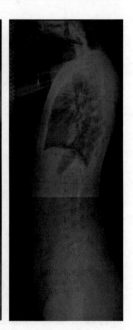

术前

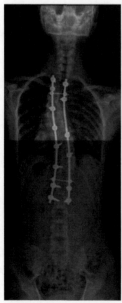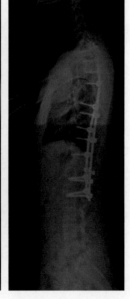

术后（8 年）

6

病例

- 患者，女性，13 岁。
- 青少年特发性脊柱侧凸（Lenke6CN）。
- 术前腰弯 Cobb 角 65°；术后矫正至 7°。

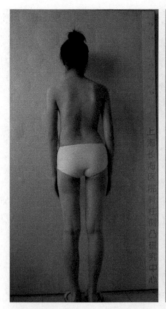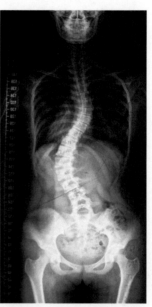

术前

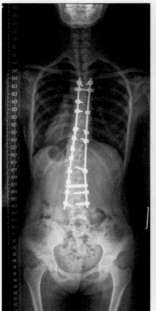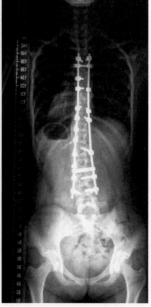

术后（1 年）   术后（11 年）

病例

- 患者，女性，14 岁。
- 青少年特发性脊柱侧凸（Lenke4CN）。
- 术前上胸弯 40°、主胸弯 70°、胸腰弯 57°，躯干向右倾斜；术后分别矫正至 11°、13° 和 14°，冠状面恢复平衡。

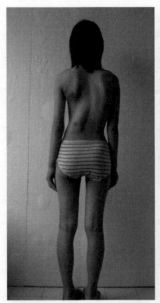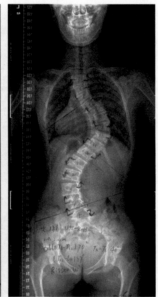

术前

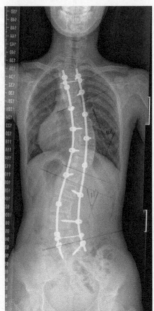

术后（3 年）

8

病例

- 患者，女性，16 岁。
- 青少年特发性脊柱侧凸（Lenke5CN）。
- 术前胸腰弯 Cobb 角 75°，腰部明显不对称；术后胸腰弯矫正至 18°，冠状面及矢状面恢复平衡。

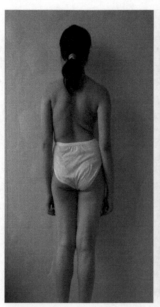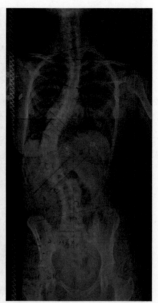

术前

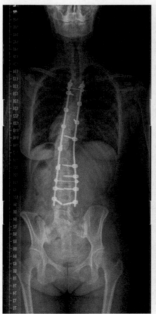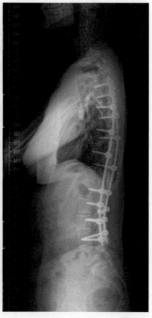

术后（5 年）

脊柱畸形病例集锦

病例

- 患者，男性，17 岁。
- 先天性脊柱侧凸。
- 术前胸弯 Cobb 角 97°，胸腰弯 Cobb 角 93°；术后主胸弯矫正至 51°，胸腰弯矫正至 44°。

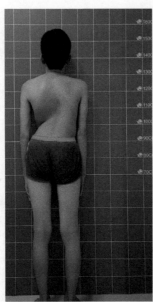
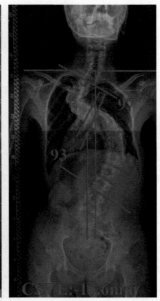

术前

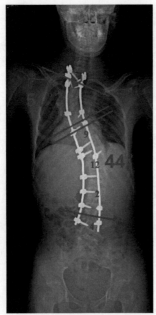

术后（2年）

病例 10

- 患者，女性，61岁。
- 成人脊柱侧凸。
- 术前腰弯 Cobb 角 43°，明显冠状面失平衡，腰腿痛症状重；术后主侧弯矫正至 0°，冠状面恢复平衡，疼痛明显缓解。

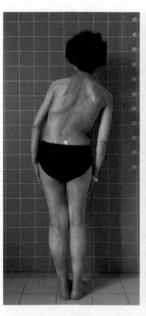 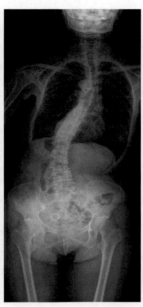 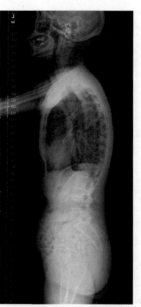

术前

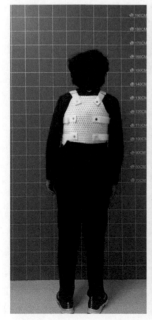 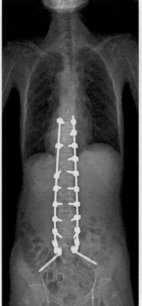 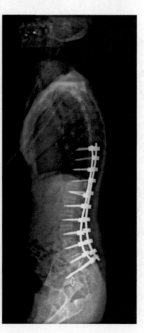

术后（3年）

病例

- 患者，男性，62岁。
- 退变性脊柱侧凸。
- 术前腰弯 Cobb 角 52°，腰部明显不对称，腰腿痛症状明显；术后侧弯矫正至 5°，症状明显缓解。

挺直脊柱，笑对人生
脊柱畸形诊疗与康复

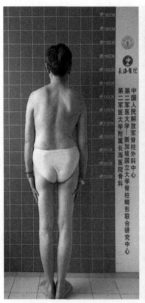
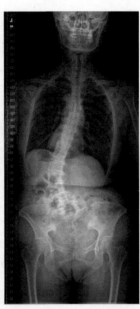
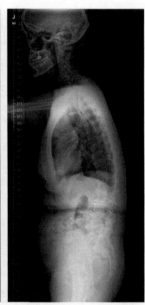

术前

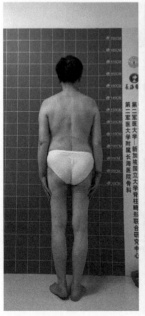
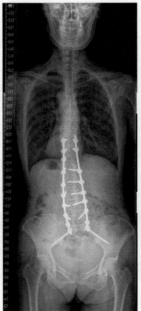
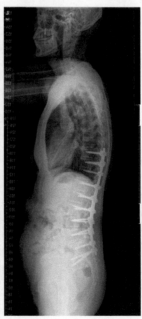

术后（6年）

12

病例

- 患者，女性，16岁。
- 马方（Marfan）综合征。
- 术前腰弯 Cobb 角 74°，腰部明显不对称，四肢细长；术后侧弯矫正至 11°。

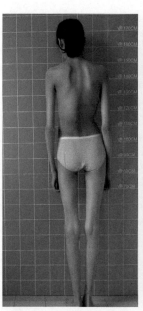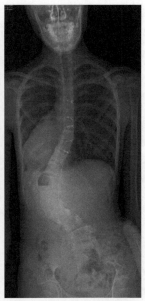

术前

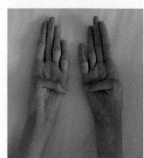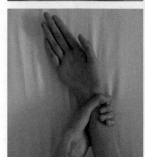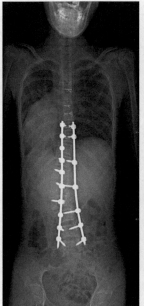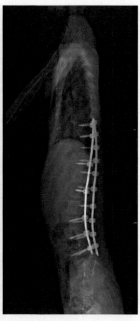

术后（2 年）

病例

- 患者，女性，14 岁。
- 埃勒斯 – 当洛（Ehlers-Danlos）综合征。
- 术前腰弯 Cobb 角 53°；术后腰弯矫正至 7°。

挺直脊柱，笑对人生
脊柱畸形诊疗与康复

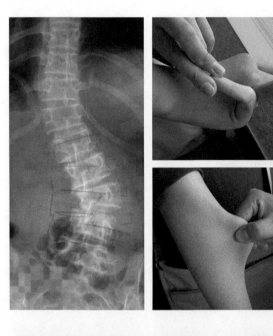

术前

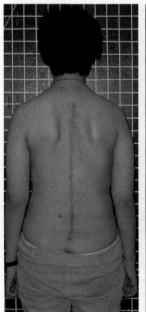
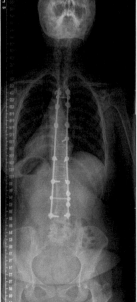
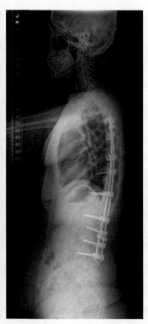

术后（12 年）

14

病例

- 患者，女性，15 岁。
- 马方（Marfan）综合征合并脊柱侧凸。
- 术前腰弯 Cobb 角 63°；术后矫正至 28°。

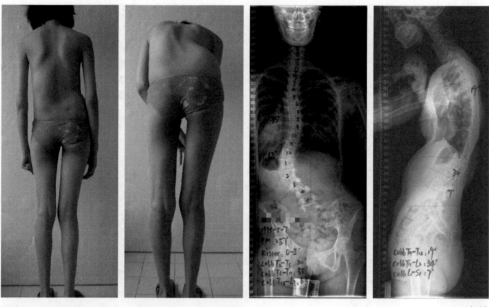

术前

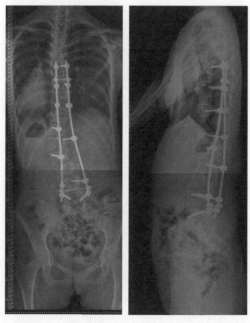

术后（10 年）

15 病例

- 患者，男性，16 岁。
- 性腺发育不全（Turner 综合征）。
- 术前染色体核型为 45,X，身材矮小，第二性征发育不良；术后侧弯矫正至 6°。

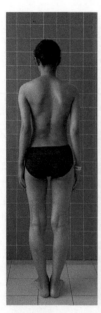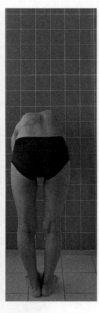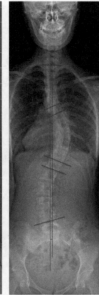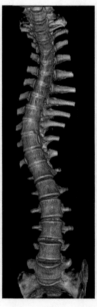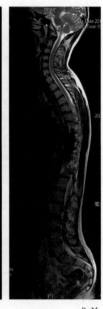

术前

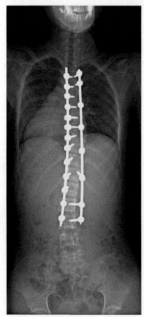

术后（3 年）

16

病例

- 患者，女性，13 岁。
- Chiari 畸形合并脊柱侧凸。
- 术前小脑扁桃体下疝，主弯 Cobb 角 81°；术后矫正至 22°。

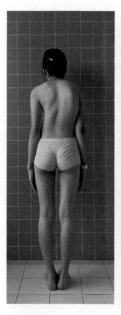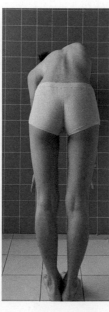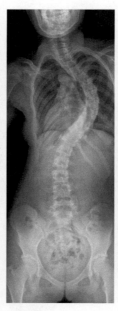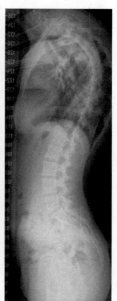

术前

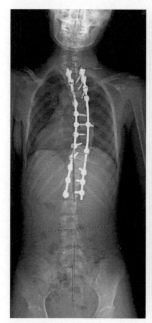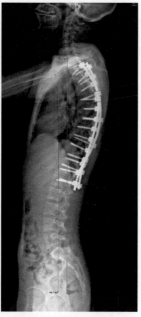

术后（5 年）